SOULUTION
소울루션

소울루션 SOULUTION

초 판 1쇄 2021년 03월 30일

지은이 노영범 · 김지영
펴낸이 류종렬

펴낸곳 미다스북스
총괄실장 명상완
책임편집 이다경
책임진행 박새연 김가영 신은서 임종익

등록 2001년 3월 21일 제2001-000040호
주소 서울시 마포구 양화로 133 서교타워 711호
전화 02) 322-7802~3
팩스 02) 6007-1845
블로그 http://blog.naver.com/midasbooks
전자주소 midasbooks@hanmail.net
페이스북 https://www.facebook.com/midasbooks425

© 노영범, 김지영, 미다스북스 2021, *Printed in Korea*.

ISBN 978-89-6637-895-1 03510

값 17,000원

미다슥북스는 다음세대에게 필요한 지혜와 교양을 생각합니다.

정신질환 치유의 새로운 길을 제시하다

SOULUTION
소울루션

노영범 · 김지영 지음

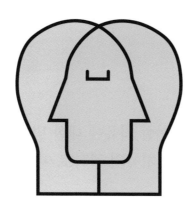

미다스북스

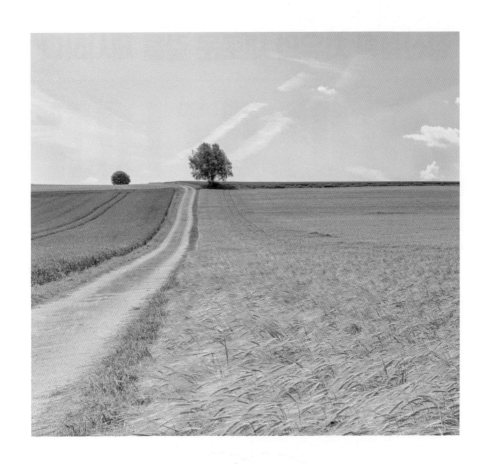

"온전한 치유에 대한 믿음은,
온전한 치유의 결과로 이어진다!"

일러두기

※ 이 책은 공동저자인 노영범 원장과 김지영 원장의 협업으로 쓰여졌습니다. 1장과 4장은 노영범 원장이 저술했고, 2장과 3장은 공동저술했으며, 3장의 치유 사례 에세이는 김지영 원장이 저술했다는 사실을 밝혀둡니다. 독자분들이 읽으실 때 참고하시기 바랍니다.

※ 본문의 치유 사례와 4장의 치유 후기는 환자의 사전 동의를 받았으며, 환자의 개인정보보호를 위해 익명으로 각색 및 편집했습니다.

나의 꿈은 '정신질환을 구제'하고
'정신의학의 완성'을 이루는 것이다

정신의학자 칼 구스타브 융은 자신의 답답한 심정을 다음과 같이 고백했습니다.

'이 시대에는 저의 분투를 알아주는 사람이 왜 없는지 자신에게 종종 물었습니다. 저는 그것이 단지 제가 인정받길 바라는 허영심과 욕망이 아니라 제 동료인 인류를 위한 진심 어린 걱정이라고 생각합니다. 그것은 아마도 고대의 치료사와 그의 부족 간의 기능적인 관계, 신비적 참여, 의사 정신의 본질일 것입니다. 저는 개인의 곤경 속에서 인류가 고통 받고 인류의 곤경 속에서 개인이 고통 받는다고 생각합니다.'

이 글은 제 심경을 정확하게 대변하고 있습니다. '칼 융도 이런 고민을 했구나!' 하는 생각에 아주 조금은 위안이 되었습니다. 솔직히 저는 한의학을 통한 치료의학에 대한 열정, 한의학을 통한 정신질환 치료와 정신의학의 완성, 그리고 이를 토대로 한 인류의 고통을 해결하고자 하는 저의 진심 어린 '분투'에 공감해주지 않은 세상을 향한 안타까움을 가지고 있습니다. 어쩌면 정신질환 치료에 제 인생을 걸고 있는지도 모르겠습니다.

저는 삼중고의 가슴앓이를 하고 있습니다.

첫째, 양의계에서는 한의치료에 대한 오해와 억측으로 폄훼와 비방을 일삼는 안타까움.

둘째, 한의계에서는 새로운 패러다임에 대한 인식부족으로 저변확대가 안되는 안타까움.

셋째, 대중들에게는 새로운 치료법을 알릴 기회가 적어 적절한 치료를 받지 못하는 안타까움.

그래서 세상 모든 사람들에게 안타까움을 토로하고 싶은 게 이 책을 쓴 가장 큰 동기가 아닐까 합니다.

저 또한 어린 시절에 정신질환을 앓은 경험이 있습니다. 학창 시절, 3년간의 투병생활로 인해 우울증과 불면증을 얻었습니다. 탈출구가 없는 암담한 시간 속에서 간절하게 기도했습니다. 저를 살려주시면 만인을 구제하는 삶을 살겠노라고 신에게 약속했습니다. 저의 간절함이 통했는지 귀인이 건네준 '한약치료'를 받고 극적으로 회생했습니다. 제가 한의학에 입문하게 된 동기입니다.

저는 임상 30여 년 동안 '한의학을 통한 질병 치료의 완성'이란 일념으로 수많은 한의학 서적을 탐독하고 연구를 거듭했습니다. 좌절과 방황의 시간도 있었지만 끊임없는 산책을 하며 사유와 깨달음으로 자기반성과 성찰을 했습니다.

그 결과 모든 것을 내려놓고 원점에서 다시 출발하고자 결심했고, 한의학의 근원인 〈상한론〉에서부터 뿌리를 찾아들어가기 시작했습니다.

〈상한론〉을 연구하던 중 〈상한론〉의 진의를 밝히기 위해서는 저술 시기인 약 1,800년 전 한자의 뜻과 사용법을 정확하게 알아야 한다는 생각을 하게 되었습니다. 저는 한자의 기원인 갑골문을 공부하기 시작했습니다. 그 과정에서 『갑골문 이야기』의 저자이며 우리나라 갑골학 1호 박사, 김경일 교수님을 만나 3년 만에 〈상한론〉의 고문자적 해석을 마쳤습니다. 한의계 최초로 한의학자와 고문자학자가 공동저자로 『상한론–고문자적 번역과 해석』이란 책을 출간했습니다.

〈상한론〉의 고문자적 해석을 통해 비로소 한의학의 시원인 〈상한론〉의 진실이 드러났습니다. 〈상한론〉은 질병의 원인이 되는 몸과 마음의 현상을 파악하여 근원적으로 치료한 원인치유의학서였습니다. 진정한 〈상한론〉 정신에 입각하여 다시금 임상을 시작했습니다. 예전에 행했던 임상과는 현격한 차이가 나는 경이로운 결과가 나오기 시작했습니다. 저는 '대한상한금궤의학회'를 창립하고, '상한의학'이라 명명하여 본격적으로 임상과 연구에 박차를 가했습니다.

이를 토대로 '소울루션(SOULution)'이라는 '영혼 해결' 프로젝트를 창안하여 정신질환 치료에 전념하게 되었습니다. 그동안 수많은 정신질환 치유 결과는 저의 상상을 초월할 정도였습니다. 드디어 그토록 원했던 질병의 근원적인 치료에 도달할 수 있게 되었습니다. 이런 임상 치유 사례를 데이터화하여 최근 『임상상한론─상한론의 정신질환 및 난치성 질환 적용과 실제』라는 책을 출간했습니다.

저는 정신질환 치료에 대한 서적을 자주 접합니다. 에드워드 쇼터의 『정신의학의 역사』, 앨런 프랜시스의 『정신병을 만드는 사람들』, 켈리 브로건의 『우울증 약이 우울증을 키운다』 등의 책을 보면 정신의학의 문제점에 대하여 수없이 언급하고 있습니다. 하지만 정작 뚜렷한 해결책이 없었습니다. 저는 '소울루션'이 정신질환 치료의 새로운 대안이 될 것으로 확신합니다.

지금까지 의학은 수많은 질병 치료에 상당한 성과를 내며 인류의 건강에 기여해왔습니다. 하지만 현대에 이르기까지 정신질환 분야에서만큼은 여전히 다양한 문제점과 한계점이 드러나고 있으며 많은 부분이 숙제로 남아 있습니다.

저는 수많은 정신질환 환자를 만나고 치료하면서 많은 사례들을 목격했습니다. 정상인인데 정신질환자로 오인되어 삶을 잃어버린 환자들, 수십 년 동안 화학약물을 복용하여도 치유되지 못하고 증상 유지를 최선으로 여기며 살아가는 환자들, 잠시만 약을 중단하여도 다시 원상태로 복귀되는 환자들, 화학약물의 후유증으로 정상적인 생활을 하지 못하는 환자들…. 이토록 다양한 연유로 힘들어하는 분들을 구제하는 것이 저의 소명이라 늘 다짐하고 있습니다.

'소울루션'의 가장 큰 강점은 질병을 일으킨 몸과 마음의 이상 현상만 제거하면 수많은 질환의 치유에 도달할 수 있다는 것입니다. 인간이 원래 가지고 있는 자연 치유력과 복원력을 회복시켜 몸과 마음의 시스템을 정상으로 돌려주면, 지엽적인 정신질환은 자연스럽게 사라진다는 것이 '소울루션'이 지향하는 원리입니다.

'소울루션'은 현대의학에서 해결하지 못하는 정신질환 치료에 탁월한 효과를 기대할 수 있습니다. '소울루션 프로젝트'는 정신질환 치료의 신기원을 여는 새로운 모델이 될 것이며, 의학사에 큰 이정표가 될 것입니다.

한 개인의 곤궁을 해결하는 것도 인류의 고통을 해결해주는 것이며, 인류의 곤궁을 해소해주는 것도 한 개인의 고통을 해결하는 것과 마찬가지라고 외쳤던 존경하는 칼 융에게 저의 해결책을 전달할 수 있게 되어 가슴이 벅찹니다.

또한 어린 시절 저의 몸과 마음의 질병을 치유했던 '한약의 기전'을 완전히 해독하게 되어 기쁩니다. 학창 시절 다짐했던 약속, 제 동료인 인류의 고통을 해소하기 위한 약속을 지킬 수 있게 되어 무척 감사하게 생각합니다.

이제 '정신질환 구제'와 '정신의학 혁명'의 완성이 되는 저의 꿈이 이루어지기를 바랍니다.

'소울루션' 치유자

노영범

CONTENTS

3장 '나는 왜 힘든 걸까?' '소울루션' 치유 에세이

4장 '내가 혹시 정신병일까?' 누구나 살면서 한 번쯤 생각한다(㎖ too)

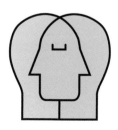

오늘날 정신질환 치료는 본래 인간은 육체와 함께 영혼을 가진 존재이며, 인체는 전체가 유기적으로 연결되어 있는 '시스템'이라는 사실을 간과하고 있습니다. 1장에서는 과거에 병을 앓고 치유되었던 경험과 연구, 임상을 통하여 현대 정신질환 치료의 한계와 오류 그리고 제가 찾은 해답을 이야기합니다.

1장

현대의
정신질환 치료는
길을 잃었다

소울루션 치유 4단계

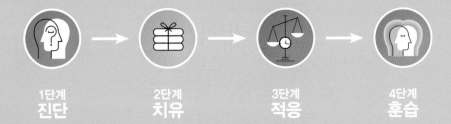

1단계
진단

2단계
치유

3단계
적응

4단계
훈습

1

현대의 정신의학은 길을 잃었다

혹시 당신은 병원에서 진단을 받은 후에, 증상이 나타난 원인을 궁금해하신 적이 있으신가요?

의사와 함께 이 질병이 왜 발생하게 되었는지 고민해본 적은 있으신가요?

오늘날 의료 현장은 마치 검사만이 전부인 것처럼 무조건 기계식 검사를 진행합니다. 환자가 호소하는 증상이 어디서부터 출발했고, 어떤 원인으로 발생했는지는 따져보지도 않은 채 환자를 검사실로 보냅니다. 게다가 본래 인체가 유기적인 시스템이라는 점을 무시한 채 국소적인 진단에만 치중하고 있습니다. 인간이 육체를 가진 물질적 존재인 동시에 영혼이란 정신세계를 가진 존재라는 것을 간과하고 있는 듯합니다.

『우울증 약이 우울증을 키운다』의 저자 켈리 브로건 박사는 미국의 여성 우울증 전문의입니다. 저자는 서문 '우울증은 뇌의 문제일까?'에서 다음과 같이 말합니다.

"정신질환 증상은 순전히 심리학이나 신경화학 문제만은 아니다. 오히려 우울증은 체내 어딘가에 균형이 깨졌거나, 치료가 필요한 곳이 생겼다는 단순한 징후 혹은 증상에 불과하다. … 우울증은 결코 뇌 자체의 문제가 아니다. … 뇌를 치유하는 가장 훌륭한 방법은 뇌가 자리하고 있는 몸을 치유하는 것이다. 또는 몸 전체를 치유함으로써 마음을 자유롭게 해야 한다."

이 글을 읽은 순간 저는 제 눈을 의심했습니다. 제가 그토록 외쳐온 주장과 궤를 같이하기 때문입니다.

현대의학에서는 많은 정신질환이 모두 '뇌'와 관련된 문제라고 인식하고 있습니다. 예를 들면 조현병은 '뇌의 이상에 의하여 발생하는 뇌질환, 뇌장애'로 보는 것이 다반사입니다. 또한 우울증이나 공황장애도 '뇌 또는 심장의 화학적인 불균형과 같은 기질적인 문제'라고 해석합니다. 따라서 현대의학에서는 세로토닌과 같은 신경전달물질의 농도를 조절하는 화학약품을 직접 투여하는 방법으로 치료를 진행합니다.

'뇌에 문제가 있으니, 뇌에 부족한 물질을 조절해주면 치료가 된다.'

결국엔 이런 가설을 놓고 치료를 진행하는 것입니다. 이렇게 간단하고 확실한 치료법이 있다면 너무나 감사하겠지만, 문제는 그것이 완전한 해결책이 아니라는 점입니다.

정신의학의 약물에 대한 맹신은 어디에서 비롯된 것일까요?
언제부터 우리는 정신질환을 약물로 해결하려 했을까요?

정신의학은 정신질환 환자를 수용소에 감금하는 것에서 시작되었습니다. 그후 정신의학은 크게 두 가지 관점으로 발전했습니다.

① 생물학적 관점 : 정신질환은 신체적, 유전적 원인, 뇌의 화학적 요인 등 기질적 원인으로 생긴다.
② 심리학적 관점 : 정신질환은 심리의 문제, 환경의 영향에 의하여 발생한다.(초자연적 · 종교적 해석 가능)

이 두 가지 관점은 어느 한편의 우세와 통합을 되풀이하며 발전해왔습니다.

그러다 20세기 말, 뇌 자체에 초점을 맞춘 연구가 각광받으며 생물학적 관점이 압도적으로 승리했습니다. 그렇게 프로작으로 대표되는 정신약물학의 시대가 도래했습니다.

정신약물학의 시대가 되면서 정신의학은 체크리스트 의학으로 바뀌었습니다. 환자의 복잡하고 개인적인 측면들을 고려한 맞춤형 치료를 하지 않고, 증상을 체크하여 동일한 약물을 투여합니다. 이처럼 지나치게 획일화되고 단순화되었습니다.

하지만 저는 프로작으로 대표되는 정신약물 치료에 의문을 품게 되었습니다. 프로작은 인간의 감정을 조절하는 세로토닌을 증가시키는 작용을 합니다. 의학자들은 인간이 우울증에 빠지면 뇌 속의 신경전달물질인 세로토닌, 노르에피네프린 등이 제대로 작용하지 못한다는 점에 착안했습니다. 이에 따라 우울증 환자에게 부족한 신경전달물질을 증가시켜주는 약을 개발했습니다. 하지만 환자에게 우울증이 발생한 원인을 해결하지 않고 그 결과인 생물학적 물질의 결핍에만 주목하여 화학약물을 투여하는 방식으로는 근본적인 치료를 할수 없습니다. 화학약물을 중단하면 금단 증상이 발생하거나 증상이 재발하게 됩니다.

심리적인 관점으로 정신질환을 보는 경우는 정신분석학과 심리학입니다. 이 경우는 환자의 몸에 나타나는 신경증적인 증상을 정신, 심리적인 문제로 간주하고 이에 집중하여 치료합니다. 하지만 정신질환 환자는 정신뿐만 아니라 몸의 균형이 많이 깨어진 상태입니다. 정신질환 환자에게는 단순히 신경증 증상뿐만 아니라 다양한 신체적 질환이 발생할 수 있습니다. 정신분석학과 심리학은 정신질환 환자에게 발생하는 다양한 신체적 질환을 치료하기에는 한계가 있습니다.

어쩌면 현대의 정신의학은 근원적인 치료의 길을 잃은 것처럼 보입니다.

정신의학의 역사

의학 사학자인 에드워드 쇼터는 『정신의학의 역사―광인의 수용소에서 프로작의 시대까지』라는 책에서 정신질환 치료의 역사에 대하여 이야기했습니다.

첫째, 정신의학의 탄생입니다.

18세기까지 광인들은 집에 묶여 있거나, 거리를 배회하거나, 호스피스 병동에 감금되었습니다. 19세기 초에 이러한 시설들은 정신병자 수용소로 재탄생합니다. 여기에 '광기'를 전문으로 맡는 의사가 출현하면서 정신의학은 비로소 독립된 전문분과로서 첫발을 내딛게 됩니다.

둘째, 수용소의 시대입니다.

19세기 중반이 지나 곳곳에 수용소가 설립되었고 선두를 달린 나라는 독일이었습니다. 시간이 지나 수용소에서 구속과 사슬이 없어지고 광란의 울부짖음도 사라져갈 즈음 수용소는 서서히 몰락하기 시작합니다. 초만원의 생지옥으로 변화되는 수용소에서, 의사들은 밀려오는 환자들의 모습에 넋을 잃고 있었습니다.

셋째, 1세대 생물학적 정신의학의 탄생입니다.

19세기 과학혁명의 물결은 정신의학에도 흘러 들어왔습니다. 1세대 생물정신의학자들은 정신질환이 운명이 아니라 뇌의 질병이라는 것을 과학적으로 증명하려 연구에 박차를 가했습니다. 그러나 빈약한 근거와 퇴행이론 등으로 자가당착에 빠지고 정치적으로 악용되면서 막을 내리게 됩니다.

넷째, 신경성 질환의 시대입니다.

정신의학은 수용소와 함께 대중으로부터 혐오의 대상이 되었습니다. 정신의학은 광기의 오명을 피하기 위해 '신경성'이라는 용어를 만들어냈습니다. 수용소에 들어가지 않으려는 환자와 대중의 혐오를 피하고 부자환자를 유치하려는 의사가 공모하여 '신경성'이라는 단어를 만들어낸 것입니다. 이 시기에 심리적 치료가 싹트기 시작합니다.

다섯째, 정신분석의 시대입니다.

프로이트는 정신분석을 고안해내어 부르주아 계층의 자기성찰 욕구를 채워 주었습니다. 프로이트의 추종자들은 정신분석을 치료에 적용하고, 확장했습니다. 유태인 학살로 인해 미국으로 이주한 유태계 정신분석가들은 미국 정신의학을 고스란히 점령하게 됩니다.

여섯째, 대안을 찾는 시기입니다.

20세기 초, 정신분석과 수용소라는 두 갈림길에서 어느 쪽으로도 마음이 끌리지 않았던 정신과 의사들이 대안을 찾기 시작한 시기입니다.

일곱째, 제2세대 생물정신의학의 부활입니다.

제2차 세계대전 이후, 유전학과 약물학이라는 두 날개로 2세대 생물정신의학은 비상하기 시작합니다. 정신의학은 두 개의 진영으로 나뉘게 됩니다. 정신분석을 필두로 정신질환의 후천적 원인을 주장하는 진영과, 유전적, 뇌화학적 요인 등 기질적 원인을 주장하는 진영입니다. 여기에 둘 사이의 절충적 시각까지 혼재하는 과도기를 맞게 됩니다.

여덟째, 프로이트에서 프로작으로 넘어가는 시기입니다.

새로운 약물은 거대한 수용소에 있던 환자를 사회로 쏟아냈습니다. 그러나 무방비 상태로 지역사회에 돌아온 환자들은 대부분 사회적응에 실패했습니다. 온 세계를 휩쓸던 정신분석도 쇠퇴하기 시작했습니다. 제약회사의 주도로 새롭게 쏟아져 나오는 약물이 대중의 욕구를 채워준 것입니다. 이 변화에 큰 역할을 한 것은 항우울제 프로작이었습니다. 프로작(Prozac)은 염산플루옥세틴의 상표명으로 세계에서 가장 널리 처방되는 항우울제입니다. 선택적 세로토닌 재흡수 억제제(SSRI)라고 불리는 우울증 치료약물로 세로토닌의 두뇌 분비량을 증가시킵니다.

2

정신병을 '만드는' 사람들?

미국의 정신과 전문의인 앨런 프랜시스 박사는 저서인 『정신병을 만드는 사람들—한 정신의학자의 정신병 산업에 대한 경고(Saving normal)』에서 오늘날 정신장애가 폭발적으로 증가하고 있는 이유에 대하여 정신장애의 과잉 진단, 의약품의 과잉 처방 등을 지적합니다. 앨런 프랜시스 박사는 내부자의 시선으로 현대 정신의학계의 문제점을 폭로하면서, 지나치게 팽창된 정신장애 진단으로 인해 정신질환자로 오인되어 살아가는 정상인을 구제하고자 합니다. 구체적인 내용을 다음과 같이 간단하게 말씀드리겠습니다.

앨런 프랜시스 박사는 30여 년간 의료 현장에서 정신질환을 앓는 환자들을 진단하고 치료한 정신과 의사입니다. 동시에 그는 정신장애 진단의 '바이블'로 여겨지는 DSM의 개정 작업에 참여하여 핵심적인 역할을 맡았던 인물입니다.

'DSM'은 '정신질환 진단 및 통계 편람(Diagnostic and Statistical Manual of Mental Disorders)'의 약자로, 정신장애를 진단하는 기준이 되는 매뉴얼입니다. DSM은 처음에는 제2차 세계대전에 참전한 군인들의 정신장애를 진단할 기준을 마련하기 위해 출간된 작은 책자였습니다. 1980년대 개정된 DSM-Ⅲ는 진단을 세분화시켜 200여 개의 정신장애를 수록했고 500쪽에 이르는 대형 책자로 출간되었습니다.

DSM-Ⅲ는 과학에 기반한 정신의학의 구원자로 여겨졌습니다. 의사들과 환자들은 DSM-Ⅲ에 흥미를 품기 시작했고, DSM-Ⅲ는 큰 인기를 누리게 됩니다. 결국 DSM-Ⅲ는 정신의학의 바이블로 성장하게 되었습니다.

DSM은 절대적으로 필요한 존재이기는 하지만 여러 가지 문제점을 낳았습니다. 그중 가장 큰 문제는 '진단의 인플레이션'입니다. DSM-Ⅲ는 지나치게 포괄적이었으며, 이로 인해 새로운 정신질환을 만들어냈습니다. 정상성의 경계에서 드러나는 약한 증상들까지도 정신장애에 포함시킨 결과로 많은 정상인들이 정신질환자로 진단되었습니다. 진단의 인플레이션은 정상인을 위협하고 향정신성 의약품이 대량으로 과잉 처방되는 결과를 빚어냈습니다.

대표적인 우울증 치료제인 '프로작' 판매량이 치솟은 것은 부분적으로나마 DSM의 중증우울증 정의가 지나치게 느슨한 탓이었습니다. 향정신성 의약품은 시장 잠재력이 엄청 났고, DSM의 정의들이 그 판매량에 큰 영향을 미칠 수 있었습니다. 제약회사의 마케팅은 이를 놓치지 않았습니다. 제약산업은 그 점에 착안하여 질병의 범위를 넓히는 것을 사업모형으로 삼았습니다.

앨런 프랜시스는 DSM-Ⅲ 및 DSM-Ⅲ의 개정판 작업에 참여한 후 DSM-Ⅳ를 작성하는 팀을 조직하고 이끌었습니다. 그는 1980년대 이후로 DSM이 수차례 개정 작업을 거치면서 일시적이고 일상적인 심리 증상들 다수를 정신질환으로 규정한 결과, 정신장애의 과잉 진단과 의약품 과잉 처방, 주기적인 정신질환의 유행이 초래되었음에 주목했습니다.

앨런 프랜시스는 DSM-Ⅴ가 출시되기 전, DSM-Ⅴ의 개정 작업을 맡은 동료들을 만났습니다. 동료들을 만난 그는 깊은 고민에 빠졌습니다. DSM-Ⅴ는 정말로 큰 실수를 저지를 참이었기 때문입니다. 동료들이 흥분해서 추천한 새로운 장애들을 모두 합하면, 새로운 '환자' 수가 수천만 명이나 탄생할 것이었습니다. 그는 충분히 정상적인 사람들이 지나치게 넓은 DSM-Ⅴ의 진단 그물망에 걸리는 모습을 상상했습니다.

뒤이어 프랜시스 박사는 해로운 부작용을 일으킬지도 모르는 약물에 많은 사람들이 쓸데없이 노출될 것이라는 걱정이 들었습니다. 제약회사들은 질병 장사의 표적으로 새로 편입된 먹음직스런 대상들을 어떻게 잘 우려낼까 궁리하면서 입맛을 다실 것입니다. 그는 DSM-Ⅴ의 온당한 목표는 진단과 치료를 부적절하게 더 확장시키는 것이 아니라 진단을 억제하여 디플레이션을 가져 오는 것이어야 한다고 생각했습니다. 그는 DSM을 올바르게 사용하여 위기에 빠진 '정신의학'과 범람하는 정신장애에 노출된 '정상인'을 구제하기 위해 책을 쓴 것입니다.

앨런 프랜시스 박사는 다음과 같이 강력하게 주장합니다.

"DSM 진단은 모든 평가에서 필수이지만, DSM 진단만으로는 전체를 알 수 없습니다. … DSM은 단순해야 하지만, 정신의학은 단순하지 않습니다. 그러나 안타깝게도 DSM 접근법의 영향력이 너무나 커지는 바람에, 미묘했던 정신의학은 체크리스트 정신의학으로 바뀌었고, 개인적 차이와 맞춤형 치료가 하나로 획일화되면서 지나치게 표준화되고 단순해졌습니다."

누구나 살면서 겪기 마련인 일상적인 문제들은 저마다 타고난 회복력과 시간의 치유력으로 해결하는 것이 최선입니다. 많은 질병들은 정상적인 상황에서 인체의 균형을 지키는 항상성의 메커니즘이 망가진 탓입니다. 따라서 질병 때문에 무너진 내부의 균형을 바로 세우는 것을 목표로 삼아야 합니다. 인간의 뇌는 세상에서 가장 탁월한 항상성의 표현입니다. 뇌는 대부분의 신체 기능을 조절하거니와, 뇌 자체를 조절합니다. 서양의학의 아버지 히포크라테스는 상황이 심각하여 좀 더 공격적인 접근법이 요구되고 정당화될 때를 제외하고는 늘 조심스럽고 온화하고 자연적인 치유를 선호했습니다. 오늘날 의사들이 해로운 향정신성 의약품을 위험천만하게도 마구잡이로 처방하는 현실을 알았다면, 히포크라테스도 분명 혼란스러워하고 대단히 슬퍼했을 것입니다.

앨런 프랜시스는 '정상을 구하는 것'과 '정신의학을 구하는 것'은 동일하다고 말합니다. 현재 향정신성 의약품의 지나친 과용이 큰 문제가 되기 때문에 치료가 필요하지 않은 사람들에게 그것을 피하라고 경고하는 것이 우선된 목적입니다. 동시에 치료가 필요한 사람들에게 적극적으로 도움을 구하고 끝까지 치료를 받으라고 권고하는 것도 중요한 목적입니다.

그가 말합니다.

'우리가 정말 현실적으로 진단 인플레이션을 되돌릴 수 있을까? 결코 쉬운 일은 아니지만, 결코 불가능하지도 않다. 전문가는 전문가답게 제 역량 내에서 행동해야 한다. 정신과 의사는 정말로 정신적 문제가 있는 환자들을 치료하는 데 집중해야 한다. 영역을 넓혀서 괜한 걱정에 시달리는 사람들까지 포함해서는 안된다. 중요한 것은 진단이다. 예전에는 충분히 삶의 일부로 예상되고 감내했던 문제들을 너무 탄력적으로 정신질환으로 진단해서는 안 된다. 개인마다 정신질환을 품고 있고 그런 개인들이 모여서 병든 사회를 이루고 있다는 생각, 이것은 지나치게 야심찬 정신의학과 지나치게 탐욕스러운 제약산업이 지어낸 신화일 뿐이다. 우리들 대부분은 충분히 정상이고, 계속 정상으로 머물고 싶다.'

　앨런 프랜시스 박사의『정신병을 만드는 사람들』이란 책을 읽고, 저를 거쳐 간 수많은 환자들 중에 정상인이면서 정신질환으로 오인된 환자들이 생각났습니다. 이분들에게 좀 더 세심하게, 자세히 진단에 임했으면 이 분들은 충분히 정상인으로 살고 있었을 것이며, 정신병원에 입원할 일은 없었을 것입니다. 이런 환자분들이 병동에서 보낸 잃어버린 세월에 대한 보상은 누구에게 받을 수 있을까요?

　앨런 프랜시스 박사는 진단의 인플레이션을 막는 방법을 정신과 의사 개개인의 역량에 호소하고 있습니다. 개인적인 시각에서는 정신의학을 구제하자는 대안으로 다소 소극적이고 미흡해 보입니다. 앨런 프랜시스가 DSM의 올바른 사용을 강조했다면, 저는 정신과 환자의 진단에 있어서 환자 개개인의 복잡하고 개인적인 측면들을 더욱 중시하여 개개인의 차이에 따른 맞춤형 치료를 해야 한다고 주장하고 싶습니다. DSM의 체크리스트는 정신질환의 결과적인 측면으로 볼 수 있습니다. 하지만 정신질환에 있어서 결과보다 중요한 것은 정신질환이 발생하게 된 원인입니다. 정신질환이 발생한 원인을 추적하지 않고 결과적으로 나타나는 증상만을 해소시키려 한다면 근원적인 치유가 될 수 없습니다.

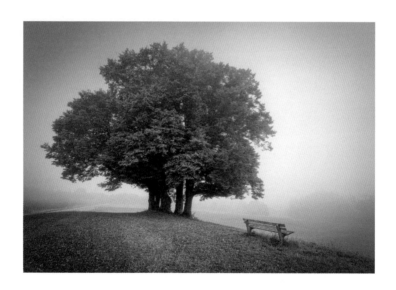

3

체크가 아닌 삶, '결과'가 아니라
'원인'이 중요하다

히포크라테스는 "어떤 질병이 생겼는지보다, 그 환자가 어떤 사람인가를 먼저 아는 것이 중요하다."라고 말했습니다. 요즘 환자를 진료하다 보면 병원에서 검진을 받고 내원하는 경우가 대다수입니다. 정밀검사라 하여 X-ray, CT, MRI, 초음파 및 화학적 검사 등 다양한 방법을 동원하여 전신검사를 받고 옵니다. 하물며 증상이 없어도 정기 검진이다 하며 검진이 생활화되고 있습니다. 진단 검사가 반드시 필요한 경우도 있지만, 한편으로는 긁어 부스럼을 만드는 사례도 종종 있습니다. 두통을 호소하면 뇌 촬영, 복통을 호소하면 위 내시경에서부터 복부에 대한 검사를 진행합니다. 가슴이 답답하고 쪼이는 느낌을 호소하면 가슴 부위, 폐와 심장을 집중적으로 검사합니다. 환자가 고통을 호소하는 신체적인 부분에 국소적인 검사만 진행합니다. 현대의학의 검사만이 절대적인 만능이라 여기고 있습니다.

간혹 검사에서 이상소견이 발견되면 현재 증상의 원인으로 견강부회(牽强附會)하듯 끼워 맞추는 어이없는 사태를 초래하기도 합니다. 반대로 환자는 여전히 고통을 호소하고 있는데도 정작 검사에서 아무런 이상소견이 나오지 않으면 정상으로 판단합니다. '당신이 아픈 것보다 이 진단 기기가 더 정확하다.'라는 식입니다. 인체는 부분이 아닌 전체입니다. 인간이 앓는 병 중에는 기질적인 질병도 있지만 기능적인 질환이 대다수를 차지합니다. 이런 측면을 고려한다면 모든 질환에 기계적인 검사만이 진단의 전부라고 인식하는 것은 '반쪽의학'이라고 여겨집니다.

최근에 제가 만난 환자 중, 밤마다 복통을 심하게 호소하여 병원에서 치료를 시작한 분이 있었습니다. 어김없이 복부에 대한 정밀검사를 시행했습니다. 담도 부위가 염증으로 인해 두꺼워져 있다는 결과를 확인했습니다.

병원에서는 복통이 어떻게 발생했는지도, 복통과 담도 부위 염증과의 연관성도 살피지 않았습니다. 검사 직후, 담낭 절제 수술을 권유할 뿐이었습니다. 환자는 그 후 1년간 담도 염증 치료를 받았으나 복통은 여전히 계속되었습니다. 결국 담도 염증과 복통 사이에는 인과관계가 없었던 것입니다. 단지 검사상 담도 부위가 두꺼워진 것을 발견한 것뿐이었습니다.

이 환자와 저는 질병의 원인을 찾기 위해 긴 대화를 시작했습니다. 복통이 처음 발생한 시기로 거슬러 올라가보니 원인은 예상외로 간단했습니다. 사연인즉슨, 환자는 1년 전부터 남자친구가 생겨서 데이트를 하며 밤마다 피자나 치킨 등 야식과 음주를 자주 하게 되었습니다. 이로 인해, 복부에 가스가 차고 소화가 되지 않아서 복부에 통증이 생겼던 것입니다. 〈상한론〉의 '대음병(大陰病)'은 '밤에 음식을 먹는 패턴을 반복하는 것이 원인이 되어 발생하는 질환'을 다루고 있습니다. 환자는 '대음병' 한약을 약 3개월 복용한 후에 복부 통증이 말끔하게 치료되었습니다. 자칫하면 애꿎은 담낭이 사라질 뻔했습니다.

우리 인체는 끊임없이 외부의 병원체에 대항하며 우리가 가진 자가 치유력으로 균형을 유지하고 있습니다. 인체 내의 자그마한 질환도 스스로 치유하며 복원력을 발휘하고 있습니다. 인체 내의 시스템을 무시하고 인위적인 방법으로 접근하면 벼룩을 잡으려다 초가삼간 다 태우는 상황을 초래할 수도 있습니다.

특히 마음의 병인 정신질환은 생물학적 검사 방법이 없습니다. 그렇기 때문에 정신질환은 반드시 발생 원인을 추적해야 하는 질환입니다. 환자의 삶에서 무엇이 이런 질환을 앓게 만들었는지를 철저하게 추적해야 원인을 찾을 수 있고 근원적으로 치유할 수 있습니다.

그러나 현대의학에서는 다른 질환과 마찬가지로 정신의학의 분야에서도 원인보다 결과에 치중하고 있습니다. 정신질환의 발생 원인보다는 진단의 체크 리스트를 통하여 특정 점수 이상이면 우울증, 공황장애, 조울증 등 정신질환자로 낙인을 찍어버립니다. 그리고 결과적으로 뇌 속에서 결핍된 신경전달물질의 농도를 조절하는 화학약물을 투여합니다.

정신질환은 매우 미묘하고 복잡한 원인을 가지고 발생합니다. 모태에서부터 유년기를 거쳐 잠재의식 속에서 형성되고, 점점 성장해가면서 수많은 사건과 인간관계에서 정신질환이 만들어집니다. 정신질환의 결과로 발생한 현재의 증상에만 집중하는 것은 피상적인 접근이 될 수밖에 없습니다. 환자의 전체적인 삶을 읽어 내고, 질병 발생 당시 대응하는 방식에 따라서 개개인의 특성을 간파해야만 정신질환의 원인을 밝혀내고, 궁극적으로는 근원적인 치유에 도달할 수 있습니다. 결과만을 중요시하는 현대의학으로는 정신질환 치유의 한계점이 있는 것이 분명해보입니다.

정신질환은 왜 발생하는가?

질병이 발생하는 원인은 패턴으로 나누어집니다. 삶 속에서 갈등이 일어났을 때, 인간관계를 비롯하여 외부로부터 어떤 자극이 주어졌을 때 자신이 어떻게 대응하고 대처하느냐에 따라 다릅니다. 결국에는 외부의 문제가 아니라 자기 자신의 내면 문제임을 추측할 수 있습니다.

부모의 잦은 싸움으로 인해 두렵고 불안한 유년기를 보낸 환자, 아버지의 음주로 폭언과 폭행을 당했던 환자, 어머니의 지나친 간섭과 통제로 압박을 받았던 환자, 아버지의 외도로 깊은 상처를 받았던 환자, 부모의 이혼이나 별거로 인해 불안정한 생활을 보냈던 환자, 어린 시절 성추행이나 성폭행으로 트라우마가 남아 있는 환자, 학창 시절 왕따나 학폭(학교폭력)에 시달려서 사회에 적응하지 못하는 환자, 형제간의 차별로 상처를 받았던 환자…. 정신질환은 주로 유년기나 학창 시절을 보내면서 경험했던 정신적인 트라우마가 남아 무의식세계에서 형성됩니다.

심리학자 에이브러햄. H. 매슬로는 '갈등이나 좌절이 병리현상을 일으키는 것은 아니다. 갈등이나 좌절이 기본 욕구나 부분적인 욕구를 위협하거나 저지할 때만 병리현상으로 이어진다'고 말했습니다. 또한 이런 위협과 저지에 대한 느낌에 개인의 반응이 절대적으로 작용한다는 것을 정신질환의 병리현상에서 이해해야 한다고 강조했습니다.

다시 말해 외부의 역동이 주어졌을 때, 개인의 기저 심리에 의하여 나타나는 반응이 정신질환이 발생하는 원인이 된다는 것입니다. 저는 정신질환의 원인을 환자의 삶에서 추적하고 있습니다. 질병 발생의 단서를 추적하다 보면 유년기의 삶에서 찾아집니다. 유년 시절 가정에서, 부모와의 환경 속에서 형성된 잠재의식 속에서 정신질환의 근원이 나타나는 것입니다. 그 후 성장하고 학교, 회사, 군대, 결혼, 사회에 적응하며 발생하는 갈등과 좌절 속에서 개인이 대응하는 방식에 따라 정신질환이 발생합니다. 역추적을 진행하다 보면 심지어 모태에서부터 형성되는 경우도 확인할 수 있습니다.

엄마의 자궁 속에 있을 때 엄마의 생각들이 고스란히 무의식에 잠재되고 그렇게 인격이 형성되는 것입니다. 그런 측면에서 '건강한 부모 교육'은 어쩌면 정신질환 치유의 근본적인 방법이 될 것입니다.

이렇게 모태에서부터 유년기를 거쳐 청소년기를 지나면서 오랜 세월 동안 무의식에 잠재되었던 콤플렉스는 인체의 불균형을 초래하게 됩니다. 인체의 생화학적 기전이 무너지고, 자율신경계 및 호르몬 대사 기능이 무너지면서 결국 인체의 항상성이 깨지게 됩니다. 이런 상태에서 외부의 조그마한 자극이나 역동이 욕구를 위협하거나 저지하려고 할 때 쉽게 정신질환으로 진행됩니다.

4

나도 눈물로 밤 지새우는 마음의 병이 있었다

제가 한의학에 입문하게 된 동기는 조금은 남다릅니다. 집안은 한의학과 전혀 무관했기 때문에 어린 시절 한의학이란 학문은 추호도 생각하지 못했습니다. 저는 노부모의 6남매 중 막내로 태어났습니다. 선천적으로 허약하여 상당히 병약했고, 유년 시절 내내 질병을 안고 살았습니다. 실제로 부모님은 공공연하게 저의 출생을 원치 않으셨고, 예기치 않았던 막내아들이 태어났다고 말씀하시곤 했습니다.

돌이켜보면 잦은 감기, 두통, 소아마비 전조 증상, 과민성 대장염 등 아픈 몸을 안고 학업에 전념했던 학창 시절이었습니다. 이런 시절은 오히려 저에게 강한 생존본능을 고취시켜주었고, 이때부터 공부에 대한 집념을 불태우며 명문 대학 진학을 위해 밤새워 공부하곤 했습니다.

 '과유불급(過猶不及)'이란 말이 있습니다. 너무 무리한 나머지 결국 쓰러지고야 말았습니다. 정확한 날짜도 기억합니다. 18살, 고등학교 2학년 10월 10일 수학 여행 가는 기차 안에서 저는 장렬하게(?) 피를 토하면서 쓰러졌습니다. 이후 공동(空洞)이 있는 폐결핵 말기로 진단받고 학업을 중단하고 3년간의 투병 생활을 시작하게 되었습니다. 그 당시에는 폐결핵 말기면 거의 사망선고나 다름없었습니다. 결핵 요양병원에서 제 옆에서 죽어가는 환자들을 보면서 죽음에 대한 공포가 밀려왔습니다. 결국 저는 병원을 탈출하여 어느 작은 산 밑에서 홀로 사투를 벌였습니다. 죽음에서 벗어나기 위한 처절한 몸부림을 시작하게 된 것이었습니다.

 3년간의 투병 생활로 인해 몸과 마음은 극도로 쇠약해져 갔습니다. 폐결핵이란 질병 자체는 양방 의사 선생님의 도움으로 서서히 회복되어 갔지만, 투병에 지칠 대로 지친 몸은 좀처럼 회복되지 않았습니다. 다행히 어머님의 지극한 사랑과 정성으로 몸은 아주 조금씩 회복되어 간신히 버틸 정도는 되었습니다.
 진짜 문제는 마음이었습니다. 투병 중에 다가오는 공포와 미래에 대한 불안으로 인해 마음은 점점 황폐화되어가고 있었습니다. 친구들은 대학에 진학하여 캠퍼스 생활을 즐기고 있는데 혼자만 중학교 졸업이란 현실이 가슴을 짓눌렸습니다. 밤마다 울고 고민하며 앞으로 어떻게 살아가야 하는지에 대한 걱정으로 밤을 지새웠습니다. 지독한 불면증과 우울증이 시작되었습니다. 3년 내내 제대로 잠을 푹 잔 기억이 없습니다. 한숨도 못 자는 날이 1년 넘게 지속되었다면 믿지 못할 것입니다. 오죽하면 밤마다 인생을 포기하고픈 충동적인 생각이 들 정도로 힘든 시기였습니다.

어린 나이에 긴 투병 생활로 인해 몸은 피골이 상접할 정도로 피폐해졌고, 어두운 그림자가 드리워 마음의 병을 함께 안게 되었습니다.

'몸이 아프면 마음도 아프고, 마음이 아프면 몸도 아프다.'

저는 이때 몸과 마음은 불가분의 관계라는 것을 깨달았습니다.

결국 부산에 있는 신경정신과를 찾게 되었습니다. 그러나 약을 먹고 주사를 맞고 반복되는 치료에도 전혀 진전이 없었습니다. 오히려 사람이 퀭하고 멍하게 변해가고 있었습니다. 주사를 맞은 어느 날은 너무 몽롱하고 잠이 와서 부산역 앞 계단에서 쓰러져 잠이 든 적도 있었습니다. 투병 생활 내내 저를 괴롭혔던 불면증과 우울증은 어떠한 치료에도 호전되지 않았습니다.

이런 삶에 점점 회의감이 들기 시작했습니다. '이렇게 살아서 무엇 하나? 할 수 있는 것이 있긴 한가?' 도무지 미래가 보이지 않았습니다. 그리고 사랑하는 부모님을 뵐 면목이 없었습니다.

저는 마침내 생을 포기할 작정으로 긴 기차여행을 떠났습니다. 가다가 몸과 마음이 지치면 아무도 모르는 곳에서 쓰러져 조용히 사라질 각오로 떠났습니다. 그냥 '내 삶을 아무렇게나 던져버리면 죽으면 죽는 대로, 살면 사는 것도 또한 의미가 있을 것이다.'라는 이판사판의 심정으로 세상 속으로 제 몸과 마음을 맡겨버렸습니다. 신이 있다면 신에게 그냥 제 몸을 의탁하고 싶었던 것 같습니다. 당신 뜻대로 하시라고, 신에게 제 삶을 걸고 단판승부를 걸었던 셈입니다. 그러나 그냥 죽으라는 법은 없었습니다. 기적의 손짓이 저를 생(生)의 길로 안내했습니다. 그때 저는 느꼈습니다.

'아, 내가 살아서 분명히 이 세상에서 행해야 할 일이 있다.'

죽으려고 무작정 떠난 기차 안에서 귀인을 만났습니다. 부처님 같은 얼굴을 하신 할머니께서 저의 얼굴을 쓰윽 보시더니 너무 안색이 안 좋다며 자기를 따라오라고 했습니다. '기왕에 던져버린 몸, 에라 모르겠다!' 저는 망설임 없이 따라 나섰습니다. 지금 생각해보면 당시 저는 정말로 잃을 것이 없었나 봅니다. 할머니 집에 도착하니 한약을 달이는 냄새가 진동했습니다. 그분은 소위 말하는 약사보살이었습니다. 저를 보살피시는 와중에 한약을 정성스레 달여서 먹게 했습니다.

2주일 약을 복용하고서 겨우 회생의 실마리가 보이기 시작했습니다. 투병 생활 시작부터 저를 괴롭힌 두통이 사라지고, 무엇보다 3년 만에 비로소 숙면을 취한 것입니다. 너무나 달콤하게 자게 되어서 '아, 이게 천국이구나.' 하는 행복감에 젖어 들었습니다. 저는 그때부터 신에게 간절하게 기도했습니다. 저는 그때부터 신에게 한 번만 살려주시면 만인을 구제하는 삶을 살겠노라고 간절하게 기도했습니다. '신이여, 한번 해볼 만한 투자 아닙니까?'라고 마음속으로 벼르며 투병의지를 다졌습니다.

제 몸과 마음은 서서히 회복되기 시작했습니다. 그리고 3개월 만에 완전 정상으로 돌아오게 되었습니다. 지금도 그 약사보살님의 자상한 얼굴이 선명하게 떠오릅니다. 제게는 생명의 은인 같은 분입니다.

어느 정도 회복된 이후에 저는 곰곰이 지난날을 더듬어보았습니다. 어린 나이의 제 몸과 마음에 고통을 안겨주어서 무엇을 깨닫게 하려고 신은 이렇게 모진 고행을 주었는지, 몸과 마음을 치료하는 데 양의학과 한의학을 동시에 경험하게 한 이유는 무엇인지, 그리고 약사보살을 만나게 해서 벼랑 끝에서 기적적으로 회생하게 해준 연유는 무엇인지.

분명한 것은 '겸허하고 겸손하고 감사하게 살아라. 이 세상에서 아픈 사람들을 위해서 희생하는 삶을 살아라. 내 몸을 통해서 실제 체험한 것을 이 세상에서 펼쳐라.'라는 메시지였습니다. 그제야 긴 터널을 빠져나온 느낌이었습니다. 몸과 마음을 동시에 치료시켜준 한의학이 저에게는 예사롭지 않게 다가왔으며, 무엇인가 운명처럼 느껴졌습니다.

이런 생각까지 다다른 후에, 저는 몸과 마음을 치료해준 한의치료의 비밀을 알아내자고 마음을 먹었습니다. 인생을 다시 시작하기로 했습니다.

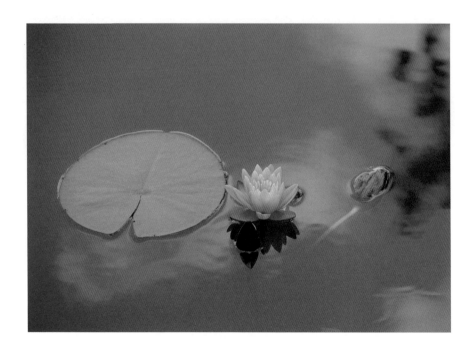

5

한의학의 뿌리,
〈상한론〉에서 정신치유의 답을 찾다

한의치료의 비밀을 알아내기 위한 여정은 험난하고 길었습니다. 건강만 회복되면 무엇이든지 다 할 수 있을 것이라고 생각했는데, 막상 건강을 되찾고 나니 현실의 벽이 높았습니다. 먼저 고등학교 졸업장을 받고 그 이후 대학에 진학해야 했습니다. 그러나 그렇게 하고 싶었던 공부를 하게 되어서인지 그 험난한 길도 마냥 즐거워서 최선을 다할 수 있었습니다. 그 결과 고입 검정고시에 기적적으로 합격했고, 한의과대학에도 겨우 합격하게 되었습니다.

이제 드디어 몸과 마음을 치료해준 암호를 해독할 기회가 주어졌습니다. 합격발표를 듣고 너무 기뻐서 한걸음에 달려가 어머님과 아버님을 끌어안고 얼마나 울었던지…. 지금도 가슴이 먹먹해 옵니다.

한의과대학 6년 동안 또 한 번 처절하게 몸부림쳤습니다. 제 몸과 마음을 치료한 비밀을 풀어간다는 마음으로 공부했습니다. 그러나 어찌된 영문인지 한의학은 생각보다 사실적이고 구체적으로 다가오지 않았습니다. 조금은 답답한 나날이었습니다. '그래, 이것은 이론적 과정이니까, 실제 임상에서 접해보면 무언가를 발견할 것이다.' 이런 위안을 가지고 무사히 졸업을 했고 임상 현장에 돌입했습니다.

환자를 치료하고 돌보면서 초조함은 더해져갔습니다. 증상의 호전과 개선은 보였지만 제가 원했던 '온전한 치유'라는 결과에는 도달하지 못했습니다. 가슴에 품었던 '한약을 통한 치료의학'이라는 꿈이 실현되지 않아 많은 좌절과 방황을 했습니다. 그래도 꿈을 포기하지 않고 수많은 한의학 서적을 탐독하며 연구를 거듭했습니다. 그러나 그때까지도 '한의학의 치료의학화'의 단서는 명쾌하게 잡히지 않았습니다. 특히 마음의 병에 대한 실마리를 찾는 것은 더욱더 요원하게 느껴졌습니다.

끊임없이 산책하면서 사유하고 깨달으며 자기반성과 자기성찰을 했습니다.

'그래. 다시금 초심으로 돌아가보자, 무엇이 잘못되었을까?'

'나의 지독한 불면증과 우울증을 치료한 '한약'은 무엇이었나?'

'다시 원점에서 출발하자.'라고 결심했습니다. 그때 '그렇지, 한의학의 기원은 〈상한론〉이 아닌가. 한의학의 근원인 〈상한론〉이라는 책에서 뿌리를 찾아 들어가보자.'라는 생각이 떠올랐습니다.

〈상한론〉이라는 책을 펼쳐 놓고서 한자를 해독하기 시작했습니다. 어느 날 문득, 이런 의문점이 떠올랐습니다.

'약 1,800여 년 전에 쓰인 이 책의 한자와 지금의 한자의 뜻은 같을까? 〈상한론〉이 쓰인 1,800년 전이면 한국의 삼국시대와 동일한 시대인데…'

여기까지 생각이 미쳤고, 저는 한자의 기원을 추적하기 시작했습니다. 한자 공부부터 다시 시작했습니다. 한자에 대한 기원을 추적하다 보니 고문자는 '갑골문'에서 출발한다는 사실을 알게 되었습니다. 갑골문 공부에 도전했지만 그것은 제 힘만으로는 불가능한 것이었습니다. 그 과정에서 『갑골문 이야기』의 저자이며 우리나라 갑골학 1호 박사이신 김경일 교수님과 만나게 되었습니다. 자세한 이야기는 2장에서 하겠지만, 정말 어렵게 〈상한론〉의 고문자적 해석을 마치게 되었습니다. 한의계 최초로 한의학자와 고문자학자가 공동저자로 『상한론-고문자적 번역과 해석』이란 책을 출간했습니다. 한의계에 고문자적 해석이란 화두를 던지게 된 것입니다.

〈상한론〉이란 책을 고문자로 해석하여 놓고 보니, 그동안 〈상한론〉의 진의를 가리고 있던 시대적 해석의 오류와 착오가 발견되었습니다. 비로소 한의학의 시원인 〈상한론〉의 진실이 드러나게 되었습니다.

〈상한론〉은 질병의 원인이 되는 몸과 마음의 현상을 파악하여 근원적으로 온전하게 치료하는 원인치유의학서였습니다. 드디어 한의학의 치료의학화, 한약을 통한 난치성 질환 치료, 그리고 정신질환 치유의 가능성을 발견하게 되었습니다.

그동안 우리 의사들은 환자인 '사람'을 보지 않았습니다. 그 환자가 앓고 있는 질병의 '원인'을 찾는 데 소홀했습니다. 의학은 질병의 결과만 보는 것이 아니고 무엇보다 질병의 '원인'을 추적해야 하는데 우리는 결과에만 의존했습니다. 'WHAT보다 WHY에 집중해야 하는 게 의학의 본질'인 것을, 인간의 뿌리인 삶속에 질병의 원인이 있다는 평범한 진리를 놓치고 있었던 것입니다.

사람을 알고 질병의 근원적인 원인을 알아내어 근본적인 치유를 실행하는 모든 방법이 〈상한론〉에 고스란히 담겨 있었습니다. 〈상한론〉의 진실을 덮고 있었던 허구를 걷어내고 보니 기존과는 전혀 다른 패러다임의 의학이었음이 밝혀졌습니다.

철학자 토마스 쿤은 『과학혁명의 구조』란 책에서 '과학혁명이란, 보다 옛 패러다임이 양립되지 않는 새것에 의해서 전반적이거나 부분적으로 대치되는, 누적적이지 않은 발전의 에피소드이다.'라고 설파했습니다.

이는 의학도 마찬가지일 것입니다. 전통을 답습하는 것이 아닌, 기존의 관습을 허물고 '창조를 위한 파괴'가 있어야 합니다. 이것이 새로운 패러다임이 되고, 창조가 됩니다. 이제 의학도 창조를 위한 파괴를 해야 합니다. 특히나 정신질환에 대한 치료는 새로운 패러다임을 받아들여야 할 때입니다.

〈상한론〉의 고문자적 해석으로, 진정한 〈상한론〉 정신에 입각하여 임상을 다시금 시작했습니다. 예전에 행했던 임상과는 현격한 차이가 나는 경이로운 결과가 나오기 시작했습니다. 임상 30여 년을 지나오면서 그토록 원했던 질병의 근원적인 치료를 이룰 수 있었습니다. 〈상한론〉을 중심으로 연구하는 학회, '대한상한금궤의학회'를 창립하고, 학회를 통해 많은 아이디어를 창출했습니다. 또한 '상한의학'이라 명명도 하여 본격적으로 임상과 연구에 박차를 가했습니다. 그리고 새롭게 부활한 〈상한론〉의 제강과 조문을 토대로 하나씩 검증해오며 실제 치유 사례를 데이터화하여 2020년 1월, 『임상상한론─상한론의 정신질환 및 난치성 질환 적용과 실제』라는 책도 출간하게 되었습니다. 『상한론─고문자적 번역과 해석』을 출간하며 '〈상한론〉의 임상 실제'를 반드시 출간하리라 약속한 지 4년 만의 일입니다.

〈상한론〉의 고문자적 해석으로 몸의 난치성 치료를 넘어서 정신질환까지 온전한 치유에 접근할 수가 있었습니다. 저의 어린 시절 몸과 마음을 치료했던 비밀도 드디어 찾아내었습니다. 그리고 한약을 통한 치료의학의 완성, 한약을 통한 정신질환 구제와 정신의학의 완성을 이룰 수 있는 계기를 마련했습니다.

저는 이를 토대로 '소울루션(SOULution)'이라는 '영혼 해결' 프로젝트를 창안하여 정신질환 치료에 전념하게 되었습니다. '진단, 치유, 적응, 훈습' 4단계의 프로세스를 가지고 접근해보았습니다. 그동안 겪은 수많은 정신질환에 대한 치유 사례는 근원적인 치유의 결과를 도출했습니다. 제 상상을 초월할 정도였습니다.

Q. 〈상한론〉과 '소울루션'의 관계는 어떤가요?

'소울루션'은 〈상한론〉을 근간으로 해서 만들어졌습니다. '영혼의 문제를 해결하자'는 의미에서 '소울(soul)'과 '솔루션(solution)'의 합성어인 '소울루션(SOULution)'이란 독창적인 브랜드를 만들었으며, 이의 근간은 〈상한론〉입니다.

〈상한론〉에서는 환자와의 깊은 대화를 통해서 병이 온 '원인'을 7가지로 나누어서 치료를 합니다. 〈상한론〉은 인간을 관찰한 기록입니다. 항상성이 깨져서 비정상적으로 나타나는 상태, 이상 현상을 관찰하여 기록한 것입니다. 〈상한론〉 치료의 핵심은 비정상을 정상으로 돌려주는 것입니다. 이것이 바로 '소울루션'의 근간이 되는 〈상한론〉의 원리입니다. 〈상한론〉에서는 병이 든 인체에 나타난 이상 현상을 400가지로 나눠서 기록해놓았습니다. 정신질환에 대한 원인을 찾아내고, 근원적인 치유를 할 수 있는 원리가 〈상한론〉이고, 그 현실적인 방법이 '소울루션'입니다.

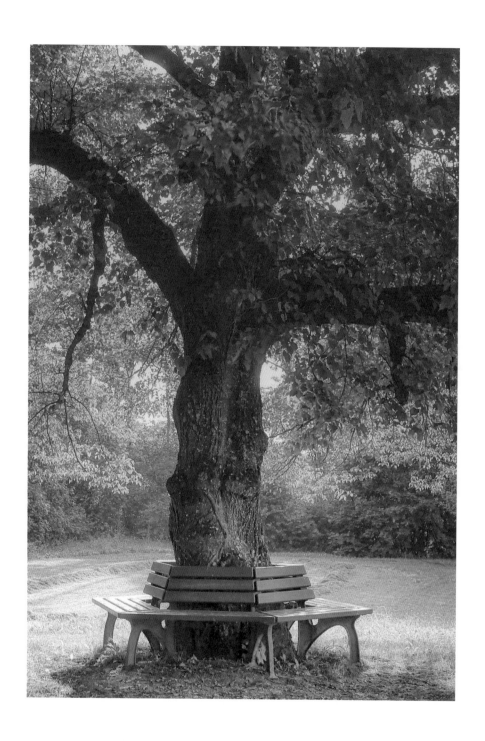

SOULUTION

정통한의학 〈상한론〉과 기저감정에 기초한 칠병별 개인 맞춤형 심리치료를 접목한 새로운 치유프로그램, '소울루션'을 소개합니다. 환자의 삶 속에서 정신질환의 원인을 추적하는 서사의학적 진단, 질병 발생 당시 몸과 마음의 반응 패턴을 7가지로 분류하는 칠병변병진단, 완치를 향한 치유 4단계를 알아봅니다.

2장

온전한 정신치유의
새로운 길, '소울루션'하라!

소울루션 치유 4단계

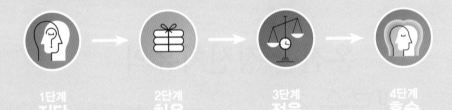

1단계
진단

2단계
치유

3단계
적응

4단계
훈습

1

'소울루션', 고대로부터의 정신의학에서 태어나다

우리에게 잘 알려진 역사 속 인물 중에 폭군이 한 명 있습니다. 바로 진나라의 진시황입니다. 백가의 책을 불태우고 사람을 생매장한 분서갱유(焚書坑儒)로 유명합니다.

진시황은 환관들이 자신의 행적을 누설한 것을 알고 그들을 모두 죽였습니다. 또 지식인들이 비판을 가하자 백가의 책을 불태웠고 일족을 사형에 처했습니다. 이것이 '분서(焚書)' 사건입니다. 이뿐만 아니라 진시황은 불로장생에 대한 끝없는 탐욕으로, 선약을 구하지 못했다는 이유로 의료인을 포함한 유학자 460여 명을 생매장시켰습니다. 이것을 '갱유(坑儒)'라고 합니다. 아주 무시무시한 군주였던 셈입니다.

진시황의 심리 상태를 요즘 말로 표현하면 무엇이라 할 수 있을까요? 전문가가 아니더라도 분노조절장애 혹은 감정조절장애라는 것을 쉽게 알 수 있을 것입니다. 그렇다면 고대인들은 화를 내고 분노를 폭발하는 감정 상태를 어떻게 표현했을까요? 잠시 그 모습을 상상해봅시다.

본인을 비방하는 소리를 들은 진시황은 버럭 화를 냈을 것이고, 붉은 얼굴로 소리를 질렀을 것입니다. 속된 말로 '꼭지가 돌았다'고 하면 그 모습이 쉽게 연상됩니다. 고대인들은 이런 상황을 '번(煩)'이라는 단어로 압축해 표현했습니다.

$$煩 = 火 + 頁$$

'번(煩)'을 고문자적으로 해석하면 불 '화(火)'와 머리 '혈(頁)'로 이루어진 글자입니다. 화기가 머릿속에 들어간 느낌을 표현했습니다. 머릿속에서 열이 나는 상황은 '짜증나다', '화가 치민다' 등의 의미로 풀이할 수 있습니다. 고대인들은 '번(煩)'으로 인한 마음 질환을 치료한 기록을 남겨놓았습니다. 그것이 바로 〈상한론〉이라는 의학서입니다.

〈상한론〉은 질병을 볼 때 몸의 상태뿐만 아니라 마음의 상태도 함께 다루었습니다. 〈상한론〉은 '몸이 건강해야, 마음이 건강하다' 말처럼 인간의 정신과 육체를 이분법적으로 분리하지 않고, 유기체로서 총체적인 하나의 인간을 치료의 대상으로 삼았습니다. 서양 근대사에도 이와 비슷한 생각들을 표현한 흔적이 있습니다.

'감정은 진화적으로 내면화된 움직임이다.' - 뇌과학자 로돌포 R.이나스

'몸의 모든 운동 속에 마음의 목적이 새겨져 있다.' - 심리학자 알프레드 아들러

'정신은 신체를 사유하고, 신체는 정신을 실천한다.' - 철학자 스피노자

상한(傷寒)이라는 한자 속에 담긴 투박하지만 진솔한 의미를 살펴봅시다.

'傷(상)'은 부수로 사용되는 사람 '人(인)'과 또 하나의 사람 '人(인)'의 짧은 변형 꼴, 양지를 의미하는 '陽(양)'으로 구성되어 있습니다. 이러한 구성은 이 글자가 온도와 관련이 있음을 말합니다. '傷(상)'은 다른 외상 등이 아닌 체온과 관련해 발생한 신체적 불균형을 의미합니다. 다시 말해 인체 내부의 체온 체계 변화로 일어나는 증상의 이미지를 통합적으로 표현하고 있습니다.

'寒(한)'은 벽에 얼음이 얼어 있는 집안에 마른 볏짚 등을 쌓아놓은 뒤 사람이 그 속에서 웅크리고 있는 모습입니다. 곧, 사람이 인체 밖의 추운 환경, 추운 날씨를 느끼면서 상대적으로 방어적인 상태에 놓인 상황을 의미합니다.

따라서 〈상한론〉은 인체 내부의 체온을 유지시키는 따뜻한 기운의 불균형으로 인해, 외부의 차가운 기운에 민감하게 반응하게 된 환자들의 증세, 상황 등을 모두 관찰하여 기록한 것을 모아놓은 책입니다. 여기서 '체온'은 생명현상의 마지막 지표로 인식해도 될 것입니다. 〈상한론〉에서 '체온'은 인체의 정상적인 생명활동을 상징적인 의미로 압축하여 표현한 것입니다.

　체온의 균형이 무너진다는 것은 건강을 정상적으로 유지하는 기본적인 시스템, 항상성(homeostasis)이 무너졌다는 의미입니다. 항상성의 파괴는 폭넓게 해석하면 면역력이나 저항력이 약해진 상태라고도 할 수 있습니다. 인체의 저항력이 약해지면 외부의 자극에 견디지 못해 질병이 발생하고 몸과 마음에 변화가 생깁니다. 똑같은 환경이나 스트레스 상황에도 병에 걸리는 사람이 있는 반면, 아무렇지 않게 넘어가는 사람도 있습니다. 후자의 경우처럼 내 몸의 시스템이 균형을 잘 잡아주면 질병을 극복할 수 있는 것입니다. 그러므로 '상한(傷寒)'의 의미에는 '균형'의 중요성이 담겨 있습니다.

　'상한(傷寒)'을 정신과적 측면에서 본다면, '傷'은 정신적으로 불안정한 상태입니다. 정신적으로 건강한 사람은 외부의 자극에도 버틸 수 있지만, 정신적으로 불안정하거나 트라우마가 내재되어 있으면 외부의 조그마한 자극에도 버티지 못합니다. 이렇게 내면의 균형이 깨어진 상태에서 '寒', 즉 외부의 자극, 심리적인 역동이 주어지면 정신질환이 발생합니다.

'상한'은 '자극'과 '반응' 기제라고 할 수 있습니다. 몸과 마음의 균형이 깨어진 상태에서 외부의 자극으로 인한 반응으로 질병이 발생한 내용을 기록해놓은 것이 〈상한론〉입니다.

따라서 〈상한론〉은 단순히 질병의 결과로 나타난 증상만을 없애는 치료를 하는 것이 아니라, 항상성이 깨졌을 때 나타나는 몸과 마음의 변화에 주목합니다. 질병의 원인을 찾아내 근본적으로 치유합니다.

〈상한론〉은 질병을 알기 위해서는 인간을 알아야 하고, 인간의 삶 속에 질병의 원인이 있다는 평범한 진리에서 시작합니다. 환자와의 깊은 대화를 통해 환자의 삶 속에서 질병의 원인, 진단의 실마리를 찾아가는데 이를 서사의학적 진단이라고 합니다.

〈상한론〉에서는 질병의 원인을 찾기 위해 환자의 몸과 마음에 나타나는 병적인 변화를 세밀하게 관찰했습니다. 음식섭취 상태, 잠자는 상태, 소변 횟수, 대변 상태, 심리적인 변화 상태 등 환자의 일거수일투족과 모든 치료 과정을 세세하게 기록했습니다. 임상의 '빅데이터'인 셈입니다. 그 당시를 추정컨대 환자와 의사가 숙식을 함께 하면서 집단 수용을 통해 환자의 상태를 세밀하게 관찰했을 것입니다. 환자들의 땀과 침, 대소변의 상태, 분비물의 냄새, 흔들리는 눈동자와 새어나오는 헛소리에 눈, 코, 귀를 기울이며 치열하게 적어놓은 문장들을 보면 환자의 아픔을 공감하는 의사의 고뇌를 읽을 수 있습니다.

사람마다 주어진 환경과 자극에 반응하는 방식이 다르고, 그 대응 방식에 따라 몸과 마음의 상태가 달라집니다. 〈상한론〉은 질병의 원인을 질병에 대응하는 몸과 마음의 상태에 따라 7가지 패턴으로 분류했습니다. 이를 칠병변병진단이라고 합니다. '서사의학적 진단'과 '칠병변병진단'에 대해서는 다음장에서 자세히 말씀드리겠습니다.

이상에서 살펴본 바와 같이 〈상한의학〉의 특징은 크게 3가지로 요약할 수 있습니다.

첫째, 몸과 마음을 이분법적으로 분리하지 않고 총체적인 인간을 치료의 대상으로 삼는 **'사람중심의학'**입니다.

둘째, 환자의 몸과 마음, 삶의 변화를 세밀하게 관찰하여 질병의 원인을 찾아 치료하는 **'원인치유의학'**입니다.

셋째, 내면의 불균형으로 초래되는 몸과 마음의 이상 변화를 정상으로 되돌려주는 **'근본치유의학'**입니다.

몸과 마음의 상태를 함께 기록한 〈상한론〉

〈상한론〉은 약 1,800년 전인 중국 후한(後漢)시대에 기록되었습니다. 의학의 성인으로 알려진 장중경, 그리고 그의 임상 기록을 존중했던 동시대, 그리 멀지 않은 시간대 의술인들의 종합 임상 기록서입니다. 대중에게는 생소하겠지만 한의학계에서 〈상한론〉은 『동의보감』에 필적하는 중요한 서적입니다. 한의학의 시원으로, 한중일 의학의 뿌리입니다.

〈상한론〉은 저술 이후 지금까지 한의학의 원천으로 큰 영향력을 미치고 있고, 한중일 의학계에서 활발한 연구가 진행되고 있습니다. 우리나라에서 가장 잘 알려진 〈상한론〉 연구로 이제마의 사상의학을 들 수 있습니다. 우리에게 친숙한 '소양인', '소음인' 등의 용어는 〈상한론〉의 '소양병', '소음병' 등을 연구하여 창안한 것입니다. 이제마는 「의원론」에서 의학에서 가장 뛰어난 3인으로 장중경, 주굉, 허준을 들었고 장중경이 바로 〈상한론〉의 저자입니다.

〈상한론〉은 번(煩, 분노), 조(躁, 조급함), 계(悸, 불안), 경(驚, 놀람), 울(鬱, 우울), 긴(緊, 긴장), 광(狂, 미쳐날뜀), 출(怵, 공포), 척(惕, 공포) 등등의 문자로 마음의 상태를 몸의 상태와 함께 기록했고, 각각의 상황에 따라 다양하게 분류했습니다.

예를 들어 '번(煩)'의 경우 진시황처럼 분노를 폭발시킨 경우에는 대번 (大煩), 숨어서 화를 내거나 짜증을 내면 미번(微煩), 가슴에 분노를 담고서 말은 못하지만 화가 난 것이 드러나면 흉번(胸煩), 짜증을 먹는 것으로 풀면 번조(煩燥) 등으로 나누었습니다.

〈상한론〉의 조문에 나오는 우울한 상태의 예시

〈상한론〉에서는 우울한 상태를 여러 조문에서 언급하고 있는데 몇 가지 예시를 들어보겠습니다.

- 맥침긴(脈沈緊): 움직이는 자세가 가라앉으면서 긴장되어 무기력하거나 침울해하고 침체되어 늘 하던 일도 매우 어렵게 느껴지고 기분이 저조한 상태
- 번조부득면(煩躁不得眠): 분노 및 짜증이 나며 잠을 이룰 수 없는 불면 상태
- 맥미세단욕매(脈微細但欲寐): 활동량이 줄어들고 자려고만 하는 현상 / 피로감 혹은 무력감

- 심중오뇌(心中懊憹): 마음의 슬픔과 괴로움을 가슴에 담아두고 말하지

  못해 답답해하는 상태

- 심하계(心下悸): 가슴이 두근거리고, 불안해하며 슬픈 마음이 들어 눈

  물을 흘리는 상태

- 묵묵불욕음식(默默不欲飮食): 놀람과 충격으로 음식을 먹고 싶어 하지

  않는 것

- 위가실(胃家實): 공허감에 수시로 음식을 먹어 체중이 증가하는 현상

- 울울미번자(鬱鬱微煩頁者): 울적함이 가득하게 되어 은근히 짜증이 나는

  상태

- 동삭변지(動數變遲): 행동이 무겁고 느리게 변화되는 것, 정신운동의

  지체 상태

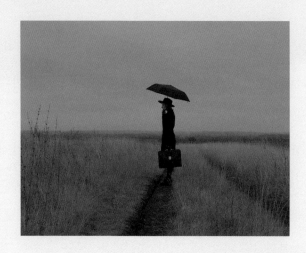

2

〈상한론〉을 어떻게 이 시대의 언어로 부활시켰는가?
- 〈상한론〉의 고문자적 해석

'온전한 질병 치유에 대한 한의학의 뿌리는 무엇인가?'

이 질문은 한의사로 살아온 30년 동안 끊임없이 뇌리를 떠나지 않고 맴돌았습니다. 강산이 세 번 바뀌는 긴 세월 동안 환자를 치료하며 한의학의 가치에 많은 감동을 받았습니다. 하지만 한편으로는 실망감이 들 때도 있었습니다. 유구한 세월 동안 많은 사람들의 손을 거쳐 온 의학이지만 오늘날에 이르러서는 학문적인 일관성과 방향성을 잃은 듯 보였기 때문입니다. 그렇다고 해서 한의학에 대한 근본적인 믿음 자체는 흔들리지는 않았기 때문에 어떻게 하면 다시금 한의학을 부활시켜 의학다운 의학, 학문다운 학문으로 만들 것인가를 가슴 깊이 고민할 수밖에 없었습니다. 이러한 고민은 마침내 '한의학의 뿌리를 찾고 그 근본을 찾아야 한다'라는 생각으로 이어졌습니다. 그리고 그 첫걸음은 단연 〈상한론〉이었습니다.

저는 오랜 기간 〈상한론〉에 근거하여 환자들을 치료해왔고 연구를 진행했으며 다양한 시도를 해보았습니다. 〈상한론〉을 이해하려 했던 역대 의가들의 방식을 연구하고 적용했고, 후세방적 관점과 사상의학적 관점으로 〈상한론〉을 탐구해보았습니다. 심지어 약물을 기준으로 〈상한론〉을 해부해놓은 일본 의가 『길익동동(吉益東洞)』의 '약징'과 '복진'이라는 관점에 매몰되어 이해했던 시기도 있었습니다. 하지만 이러한 과정을 거치면서도 완전한 만족감을 얻을 수 없었습니다. 혼돈의 시기가 왔고, 마침내 출발이 잘못되었다는 사실을 깨닫기 시작했습니다.

'다시 시작하자!'

제로베이스에서 새롭게 출발하자고 마음을 다잡았습니다. 개인적인 부족함은 버려두더라도, 최소한 〈상한론〉이라는 고대 의서에 담긴 최초의 저술 의도와 진의를 정확하게 이해할 필요성이 있다고 판단했습니다. 초심으로 돌아가니 이 과제가 사뭇 담담하게 다가왔습니다.

1,800여 년의 시간 동안 〈상한론〉의 다양한 판본과 번역서들이 출간되었지만 저술 시대의 고문자를 제대로 해석하지 못한 문제점이 끊이지 않았습니다. 〈상한론〉에 담겨진 진정한 의미를 파악하기 위해서는 〈상한론〉이 기록되었을 당시의 한자에 대한 정확한 이해가 반드시 필요했습니다.

문자는 시대의 모습, 사회, 문화 현상을 반영하는 인간의 사유 활동을 시각적인 부호로 나타낸 것이기에 1,800여 년 전 〈상한론〉이 저술된 당시 한자의 의미와 현재의 의미는 다를 수밖에 없습니다. 〈상한론〉 저술 당시 한자의 의미를 밝히기 위해 한자의 기원을 찾아보기로 결심했습니다.

'한자의 기원은 갑골문에서 출발한다.'라는 말에서 해결의 실마리를 찾을 수 있었습니다. 그때부터 갑골문과 관련된 서적을 모조리 찾아 읽었습니다. 갑골문의 중요성을 깨닫고 독학을 했으나 한의학자가 언어학의 전문영역인 고문자학을 연구한다는 것은 불가능한 일이었습니다. 영어를 깊이 이해한다고 해서 라틴어까지 이해할 수 있는 것은 아닌 것처럼 말입니다.

바로 이때 『갑골문 이야기』라는 책 한 권을 만나게 됩니다. 우리나라 정통 갑골학 박사 1호인 김경일 교수님이 저술한 책이었습니다. 갑골문과 고대문자를 정밀하게 분석한 내용을 근거로 펼쳐 놓은 동양문화, 동양의학 그리고 동양사상에 대한 김 교수님의 식견을 접하면서 그이라면 〈상한론〉을 객관적으로 세밀하게 해석해낼 수 있을 것이라는 확신이 들었습니다.

벅찬 마음과 기대감을 안고 김경일 교수님에게 연락을 취했습니다. 전화와 이메일을 통해 번역을 간곡히 부탁했습니다.

"교수님, 고문자적인 접근만이 〈상한론〉의 진의를 제대로 드러낼 수 있습니다. 〈상한론〉의 진의가 드러나야 한의학의 근본이 새롭게 설 수 있습니다."

〈상한론〉을 고석해줄 것을 간절히 호소했습니다. 하지만 그때마다 김 교수님은 인사치레를 하며 거절하곤 했습니다. 그야말로 삼고초려가 시작되었습니다. 세 번이나 연구실이 있는 천안으로 찾아갔습니다. 하지만 김 교수님은 단호한 태도를 보였습니다.

나중에 알게 된 사실이지만 김 교수님은 동양사상이 유교와 성리학에 물들어 많은 오해와 허구를 양산해왔음을 여러 서적을 통해 피력했고, 그로 인해 다른 시각을 가진 사람들로부터 부침을 겪어왔습니다. 그는 저의 제안도 같은 맥락으로 받아들여, 처음에는 경계의 벽을 허물지 않았습니다. 또한, 평소 중국 고서 번역에 신중하겠다는 생각을 늘 하고 있었던 데다, 한편으로는 사람의 생명을 논하는 의학의 영역에 대한 경외심을 표하며 번역을 거절했다고 합니다.

저는 마지막으로 떠나면서 한의학 연구 과정을 이야기처럼 서술해놓은 '나의 인생 이야기'와 일반적으로 잘 알려진 〈상한론〉 번역본을 한 권 놓고 돌아왔습니다. 그 후에도 김 교수님은 그것들을 보지 않았다고 합니다. 그러던 어느 날 김 교수님은 책장 한쪽에 있던 두툼한 〈상한론〉 번역서를 보게 되었다고 합니다. 그 책을 천천히 훑어본 후 김 교수님은 전화를 걸어왔습니다. 〈상한론〉 번역서를 보고는 오류를 바로잡기 위해서라도 직접 번역에 뛰어들어야겠다는 결심을 하게 되었다고 합니다. 고대문자를 통한 고대문헌의 이해야말로 동양문화의 실체를 밝힐 수 있는 유일한 방법이라는 김 교수님의 평소 지론과 한의학에 대한 저의 열망이 만나는 운명적인 순간이었습니다.

하지만 기쁨도 잠시, 예상치 못했던 고문자 번역의 어려움이 시작되었습니다. 그간 한의학을 다루는 동시에 한문을 꽤 아는 학자들 역시 이 문헌의 번역을 시도해왔습니다. 하지만 아무리 한의학자라고 해도, 한문을 많이 안다고 해도 이 문헌의 내면을 들여다보기는 쉽지 않았습니다. 그 이유는 한의학자들 마저도 〈상한론〉에 사용된 각 문자들이 지닌 고대의 의미를 제대로 이해하기가 힘들기 때문입니다.

고문자적인 번역, 즉 '고석'이란 단순한 번역과는 전혀 다른 영역의 일입니다. 이 책의 저자로 알려진 장중경이 살던 시대(A.D.152년~A.D.219년)에 받아들여지던 문자 용례, 언어습관 등을 근거로 해야 합니다. 고석은 한자 안에 담긴 의미와 소리부호들을 언어학적, 문자학적 원칙에 입각해서 논리적으로 해체하는 과정입니다. 그렇다면 고문자를 이해할 수 있다고 해서 의학서인 〈상한론〉을 이해할 수 있을까요? 이 역시 불가능합니다.

그렇기 때문에 이번 작업은 언어학자와 한의학자가 공동으로 한의학 고서를 번역한 유례가 없던 작업이었습니다.

3년간의 힘든 고문자적 번역을 통해 마침내 2015년 12월『상한론-고문자적 번역과 해석』이라는 책이 세상의 빛을 보게 되었습니다. 새롭게 밝혀진 〈상한론〉의 진실은 가히 충격적이었습니다. 〈상한론〉은 기존에 알고 있던 의미 그 이상의 가치를 품고 있는 저술로 사람의 몸과 마음 그리고 삶까지 변화시킬 수 있는 진정한 의학서였기 때문입니다.

〈상한론〉의 고문자적 번역의 가치는 다음과 같습니다.

첫째, 〈상한론〉을 고문자적 근거를 바탕으로 해석함으로써 저자의 저술의도를 파악할 수 있다는 것입니다. 고문자적 번역은 저술 당시의 문화 속에서 질병을 이해하고 저자의 의도를 바르게 이해하기 위한 필수적인 과정입니다.

둘째, 개별 글자에 대한 세세한 분석은 〈상한론〉에 대한 더욱 구체적인 이해를 가능하게 한다는 것입니다. 조문과 처방을 단순하게 이해하는 수준을 넘어 한 글자 한 글자에 함축된 정교한 의미를 파악할 수 있습니다. 특히 조문의 증상에는 신체적으로 드러나는 현상만이 아니라 심리적인 부분까지도 담겨 있음에 주목할 필요가 있습니다.

셋째, 향후 임상 연구의 근거와 기준이 되는 초석을 마련했다는 점입니다. 〈상한론〉의 고문자학적 분석은 한의학의 원천, 동아시아 의학의 뿌리가 한국에서 새로운 한 발을 내딛게 된 의미 있는 작업입니다. 하지만 결코 끝이 아닌 시작입니다. 이를 초석으로 〈상한론〉에 대한 임상적 해석을 덧붙여나가는 작업은 한의학을 연구하는 모든 이들의 몫이 되어야 할 것입니다.

『상한론-고문자적 번역과 해석』과 『임상상한론-상한론의 정신질환 및 난치성 질환 적용과 실제』의 출간은 한의학의 근본을 바로잡아야겠다는 결심으로 〈상한론〉의 고문자적 분석을 기획한 후 도합 7년이란 긴 시간이 걸린 지난한 작업이었습니다. 마지막으로 지면을 빌어 김경일 교수님께 다시 한번 진심 어린 감사의 마음을 전합니다.

〈상한론〉의 고문자 해석의 어려움

고문자학의 문자 검증 과정은 까다롭기 그지없었습니다. 먼저 김 교수 님은 1년여의 시간 동안 1차로 〈상한론〉의 문자들을 고문자 자료 데이터 에서 하나하나 대조해가며 텍스트를 정리했고, 그 후 본격적인 고석에 착수했습니다. 1차 완료된 고석을 근거로 약 6개월 동안 저와 김 교수님 은 문자적 의미와 임상적 의미에 대하여 의견을 교환하며 이해의 폭을 넓혀갔습니다. 그리고 다시 2차 해석을 진행했습니다. 검토하고 조율하 는 과정에서 〈상한론〉이 그동안 왜 오해되어왔는지를 깨닫게 되었습니 다. 한자를 조금 아는 사람들이 한자의 해석에만 급급해 작업했던 시간 들이 〈상한론〉이라는 거대한 책을 옭아맸던 것입니다. 김 교수님은 말 했습니다.

"갑골문을 통해 고대문자의 해석을 배우기 시작한 지 30여 년이 되었 지만 이 작업만큼 고된 작업은 없었다."

〈상한론〉의 글자 하나하나는 심사숙고해서 골라진 것들이었고, 증상 을 묘사하는 글자 하나하나는 미묘한 의미 영역을 넘나들었습니다. 심 지어 문자를 구성하는 부수까지 고려한 문자 사용도 있었습니다. 글자 하나에 하나의 뜻이 있는 것이 아니라 글자를 구성하는 부수마다 의미가 담겨 있기에 한 글자 안에 깊은 이야기가 실려 있었습니다.

한자 해석이 어려운 이유는 한자의 독특한 특성 때문입니다. 한자는 그림 언어입니다. 당대 사람들의 삶을 관찰하여 사물이나 상황의 특징적인 부분을 잡아내어 그림을 그리고, 합치고, 빌려와서 함축적으로 표현한 것입니다. 따라서 한자에는 그림과 이미지, 감성이 담겨 있고 인간의 몸과 마음의 삶이 녹아 있습니다.

한자의 역사는 은나라의 갑골문, 주나라, 춘추 전국 시대의 금문, 진나라의 전서를 거쳐 한나라의 예서에 이릅니다. 현대 한자의 글꼴은 한나라 때 완성되었습니다. 그러나 한나라 때 확보된 한자의 핵심 자수는 7,000여 자에 불과합니다. 약 7,000여 자의 한자로 중원의 모든 역사와 생각과 삶의 정보를 정리, 해석해 사용하고 있습니다. 표현할 수 있는 글자 수가 절대적으로 부족했기 때문에 적은 어휘로 다양한 의미를 표현해야 했던 현실적인 한계가 있었습니다. 즉 하나의 한자가 너무나도 많은 뜻을 지니고 있었던 것입니다.

하나의 한자가 다양한 의미를 내포하고 있었지만, 당시의 훈련받은 사람들은 각각에 걸맞은 의미를 부여해 사용하는 기술을 알고 있었습니다. 한자가 지닌 포괄적 의미를 해체해 사용하는 기술적 문해력을 가지고 있었던 것입니다. 이것은 한자를 이해하는 데 무엇보다 필요한 인식이고 기술입니다. 흔히 하는 말로 '물리(物理)'가 트이게 된다는 것입니다. 바로 이것이 한자 이해의 핵심입니다. 소위 말하는 물리를 문자학적 입장에서 깨닫게 되는 것입니다. 물리가 트이게 되면 그림으로서의 글꼴의 이미지를 거의 무의식적 차원에서 해체와 직관을 통해 충분히 감지할 수 있게 됩니다.

특히 〈상한론〉은 넓이 2cm 정도의 대나무인 죽간에 기록하다 보니 한 글자 한 글자를 선택할 때 매우 신중하게 가장 많은 함축적인 의미를 담을 수 있는 글자를 선택했습니다. 따라서 〈상한론〉을 이해하기 위해서는 한자 한 글자 한 글자에 함축된 의미를 풀어내는 작업이 필요합니다. 〈상한론〉 저술 시대의 사람들은 〈상한론〉에 함축된 의미를 이해하는 데 큰 어려움이 없었을 것입니다. 하지만 1,800여 년의 세월이 덧입혀진 현대의 시점에서 그 문자를 선택한 최초의 저술 의도를 밝히는 것은 암호를 해독하는 것처럼 어려운 일이었습니다. 아픈 사람을 치료해내려는 무서운 집념, 그리고 그것을 기록으로 정확하게 남겨두려는 장중경의 고뇌, 하지만 충분하지 않은 그 시대의 문자와 어휘 숫자, 이 여러 가지가 뒤섞여 있는 것이 〈상한론〉이기에 제대로 읽어내기가 쉽지 않았던 것입니다.

3

인간의 몸과 정신을
모두 치유하는 해법을 찾아서

'소울루션'은 정통한의학인 〈상한론〉과 기저감정에 기초한 칠병별 개인 맞춤형 심리치료를 접목한 새로운 치유프로그램입니다. '소울루션'은 정신과 육체로 이루어진 전체로서의 인간을 외면하고 마음의 질환마저도 뇌의 문제로 간주하여 임시방편으로 해결하려는 현대 정신의학에 대한 문제의식에서 출발했습니다.

'소울루션(SOULution)'은 영혼을 뜻하는 'soul'과 해결을 뜻하는 'solution'의 합성어입니다. 보통 'soul'은 '영혼, 마음'의 의미로 사용됩니다. 하지만 '소울루션(SOULution)'의 'SOUL'은 기존의 'soul'과는 다른 의미를 담고 있습니다. 'SOUL'

은 새로운 개념이기 때문에 대문자로 표기했습니다.

'소울루션'의 '소울'은 크게 다음과 같은 3가지 의미를 가리킵니다.

첫째, 인간의 행위 이면에 존재하는 동기(욕구)와 기저감정입니다.
둘째, 몸과 마음을 연결하고 하나로 아우르는 생명 원리입니다.
셋째, 생명 현상을 유지하는 원동력이 되는 항상성입니다.

'소울루션'은 위의 세 가지 측면인 '소울'에 문제가 생겼을 때 정신질환이 발생한다고 보고 이를 근본적으로 해결합니다. '소울'의 의미에 대해 순서대로 살펴보겠습니다.

첫째, '소울'은 인간의 행위 이면에 존재하는 동기(욕구)와 기저감정입니다.

〈상한론〉은 정신질환의 원인을 일관된 행동 패턴을 지속함으로써 몸과 마음의 균형이 깨지는 것으로 봅니다. 인간이 어떤 행위를 하는 데는 반드시 내면의 계기가 있습니다. 행위 이면에는 이러한 행동을 유발하는 심리적 바탕인 동기, 즉 욕구가 작용합니다. 정신질환을 일으키는 행동의 이면에도 욕구가 있습니다. 정신질환은 좌절이나 갈등이 욕구를 저지하거나 위협할 때 발생합니다.

'소울루션'은 단순히 질병의 결과로 나타난 증상만을 없애 치료하는 것이 아닙니다. 질병의 원인이 되는 일관된 행동 패턴을 찾아 분류하고 그 이면에 있는 동기(욕구)를 분석하여 환자에게 주지시킵니다. 환자가 자신에게 병이 오게 된 원인과 좌절된 욕구를 아는 것은 행동패턴을 교정하는 데 큰 도움이 될뿐만 아니라 재발도 막을 수 있습니다. 기저감정은 한 사람의 행동과 사고의 중심이 되는 감정입니다. 기저감정은 초기 아동기에 발생하여 오랜 시간 잠복해 있다 인생의 위기 사건이 발생했을 때 정신질환을 유발하는 방아쇠로 작동합니다. '소울루션'은 훈습의 단계를 통해 현재를 지배하는 과거의 감정을 꺼내 직면하게 하고 무력화시켜 자유로워지게 합니다.

둘째, '소울'은 몸과 마음을 연결하고 하나로 아우르는 생명 원리입니다.

〈상한론〉은 인간의 정신과 육체를 이분법적으로 분리하지 않고 총체적인 하나의 인간을 치료의 대상으로 삼습니다. 〈상한론〉은 병을 앓고 있는 환자의 몸과 마음에 나타나는 변화인 이상 현상(sign)을 세밀하게 관찰하여 400개의 조문으로 분류해놓았습니다. 조문에는 신체적 현상과 함께 병을 심화시키는 데 기여한 정신적 현상, 생활습관, 언어, 행동, 수면패턴 등이 함께 기록되어 있으며 신체적 현상과 대등한 중요성을 갖고 있습니다.

정신질환을 생물학적 관점과 심리학적 관점으로 분류하여 이분법적으로 치료하는 정신약물학과 정신분석학, 심리학에 대해서는 앞에서 이미 이야기한 바 있습니다. 이와 달리, '소울루션'은 〈상한론〉의 심신일원론에 기반하여 인간의 몸과 마음을 분리하지 않고 동시에 함께 치료합니다.

셋째, '소울'은 생명 현상을 유지하는 원동력이 되는 항상성입니다.

〈상한론〉은 항상성이 깨져 인체의 시스템이 비정상화되었을 때 질병이 발생한다고 보고 인체의 시스템을 정상화시키는 것을 치료의 목표로 삼습니다.

몸과 마음의 정상적인 시스템이 무너지면 이상 사인인 병적 현상이 나타나게 됩니다. 〈상한론〉은 이를 자세하게 관찰하여 조문으로 기록했습니다. 조문은 인간이 질병을 앓게 되었을 때 외부로 드러나는 이미지, 생활모습, 감정, 식사, 수면, 대변, 소변, 호흡, 땀의 양상, 온도에 대한 저항성, 근육의 긴장 상태, 통증에 대한 민감도, 수분섭취 욕구, 가슴이나 복부의 팽만감 등의 변화를 상세하게 분류했습니다. 조문에 근거하여 환자의 몸과 마음에 나타난 병적 현상(sign)을 감별하고 각각의 조문에 배속되어 있는 정교한 자연생약을 투여하면 인체는 정상 시스템을 회복하고 병적 현상(sign)이 사라집니다. 인체가 정상 시스템을 회복하면 자연스럽게 곁가지와 같은 정신질환의 증상들은 사라집니다.

이렇게 '소울'의 세 가지 의미에 따라, 기존의 정신의학과 '소울루션'의 차이를 요약하면 다음과 같습니다.

첫째, 정신질환을 일으키는 행위 이면에 있는 동기를 분석하고, 기저감정을 무력화시켜 단순히 질병을 치료하는 것을 넘어서 환자의 삶을 교정하고 재발을 막습니다.

둘째, 심신일원론을 바탕으로 몸과 마음의 질병을 동시에 치료합니다.

셋째, 질병의 결과인 증상만을 소실시키는 것이 아니라 질병의 원인을 파악하여 인체의 시스템을 정상화시켜 근본적으로 치유합니다.

Q. 〈상한론〉을 왜 원인치유의학이라고 하는가요?

기존의 의학은 환자가 현재 호소하는 증상을 없애는 데 주력합니다. 예를 들어 환자가 소화불량으로 내원한 경우 소화제를 처방합니다. 하지만 소화가 안 되는 원인은 다양합니다. 어떤 사람은 과식해서 소화가 안 되고, 어떤 사람은 불편한 사람과 식사를 해서 소화가 안 되고, 어떤 사람은 노동을 무리하게 한 후 입맛이 떨어지고 소화할 기운이 없어서 소화가 안 됩니다. 이 경우에 '소화불량'이란 증상은 동일하지만 각각의 원인에 따른 다른 치료가 들어가야 합니다. 〈상한론〉은 증상만을 치료하는 것이 아니라 그 증상이 발생하게 된 원인을 밝혀서 7가지로 분류하여 치료합니다. 단순히 '병의 결과인 증상'을 없애는 것이 아니라 '증상'을 만들어내는 '원인'을 밝혀 근원적으로 치료하기 때문에 원인치유의학이라고 할 수 있습니다.

4

의사는 질병이란 범인을 찾는
명탐정이 되어야 한다

서사란 '인간 행위와 관련되는 일련의 사건들'을 말합니다. 서사라는 말을 들으면 많은 분들이 호메로스의 『일리아드』를 떠올릴 것입니다. 미스 올림포스를 선정한 절대 심미안 파리스와, 그의 눈마저 멀게 한 그리스 최고의 미녀 헬레네를 중심으로, 불세출의 영웅 아킬레우스, 아트레우스의 아들 아가멤논, 여성 팬들의 열렬한 지지를 받는 헥토르까지. 『일리아드』는 이들의 영웅담과 사건이 끊임없이 펼쳐지는 대서사시입니다.

비록 모든 사람의 인생이 『일리아드』처럼 웅장할 수는 없겠지만 그 역시 수많은 서사로 구성되어 있습니다. 처음 만날 때 평범한 남녀를 그리스 신화 속 미남, 미녀로 착각하게 만드는 사랑의 마법이 시작됩니다. 하지만 시간이 지날수록 파리스처럼 멋져 보였던 남자는 무슨 일만 있으면 파리해져서 치마 폭 뒤로 숨으려 한다는 것을, 헬레네처럼 아름다워 보였던 여자는 명품백만 보면 헬렐레해져서 홈쇼핑 채널만 돌리고 있다는 것을 알게 됩니다. 이건 아마도 전쟁 같은 사랑! 거대한 전쟁의 서막입니다.

〈별에서 온 그대〉가 아닌 이상 우리는 유한한 시간 안에서 다양한 인간관계를 맺으며 살아갑니다. 우리는 그것을 삶이라고 부릅니다. 질병은 허공 속에서 발생하는 것이 아니고 육체와 정신을 가지고 주변 사람들과 얽혀 뿌리내리고 있는 우리의 삶 속에서 발생합니다. 질병의 원인은 삶 속에 있습니다.

서사의학(Narrative Medicine)이란 환자와의 깊은 대화를 통해 질병의 원인, 진단의 실마리를 찾아가는 방법입니다. 서사의학은 진정한 치유를 위해 질병을 경험하는 인간에 대한 총체적인 이해의 필요성을 강조합니다. 그리고 이를 위해 가장 먼저 환자의 이야기에 귀를 기울입니다.

서사의학적 진단 과정

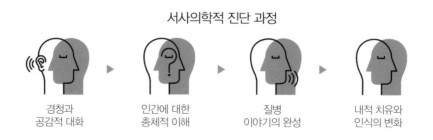

경청과
공감적 대화

인간에 대한
총체적 이해

질병
이야기의 완성

내적 치유와
인식의 변화

동서양을 막론하고 의학은 오래전부터 환자의 이야기에 귀를 기울이는 '서사적 전통'이 있었습니다. 하지만 기계론적 사고방식이 대두되고, 과학과 객관성이 중시되면서 상황은 바뀌었습니다. 환자의 이야기를 기록하여 의학적으로 재구성하고 진단의 실마리를 찾아내는 의사의 역할이 상당 부분 복잡한 진단검사로 넘어갔습니다. 하지만 여전히 80~85%의 진단이 환자의 이야기에 근거해서 내려진다는 사실은 서사적 전통의 가치가 얼마나 중요한가를 돌아보게 합니다.

누구나 자신의 이야기를 하고 싶어 합니다. 그렇기에 모두들 다른 사람의 이야기를 듣지 않고 자기 하고 싶은 말만 합니다. 사람들의 이야기를 자세히 들어보면 대부분 '나 좀 알아 달라'는 아우성입니다. '내가 얼마나 아픈지, 얼마나 힘들었는지, 얼마나 참았는지, 얼마나 잘났는지' 제발 좀 알아달라는 것입니다. 하지만 주변에 이야기할 곳도 없고, 들어주는 사람도 없기 때문에 결국에는 정신건강의학과에 오게 됩니다. '여기에 오면 내 이야기를 들어주겠지.' 하며 내심 기대하지만 체크리스트를 내밀며 증상을 체크하라고 할 뿐입니다. 몇 점 이상으로 판정되면 우울증으로 진단 받고 뇌신경전달물질을 처방 받습니다.

정신의학은 매우 복잡미묘하고 생물학적 검사 방법이 없기 때문에 환자 개개인의 복잡하고 개인적인 측면들을 종합적으로 고려하기 위해서는 반드시 서사의학적 진단이 필요합니다.

'소울루션'의 근간이 되는 〈상한론〉은 질병의 원인을 추적할 때 질병 발생 당시 몸과 마음이 반응하는 패턴에 따라 7가지로 나누는 칠병변병진단을 사용합니다. 그 아래의 400여 개 조문에는 환자의 몸과 마음, 삶의 병리 변화가 기록되어 있습니다. 질병의 원인을 찾아 칠병으로 분류하고, 조문을 확인하여 감별하기 위해 환자의 삶을 추적해 들어가는 서사의학적 진단을 시도합니다.

서사의학은 객관성과 과학의 영역이 미처 다 포섭하지 못하는 주관성의 영역에서 질병의 본질과 근원을 탐구하는 방식입니다. 객관성과 보편성을 추구하는 현대의학에서는 병을 앓고 있는 사람이 느끼는 주관적 감정이나 병을 앓는 개인의 서사는 소홀히 다룰 수밖에 없습니다. 하지만 〈상한론〉은 환자의 다양한 행동 패턴, 즉 신체의 병적인 변화뿐만 아니라 심리적인 상태나 그로 인한 삶의 변화 등 서사의학의 '주관성의 영역'을 매우 중요하게 다루고 있습니다.

'소울루션'에서는 서사의학적 진단을 시도할 때 먼저 환자가 가장 고통받고 있는 증상에 대해 대화를 나눕니다. 가장 처음 증상이 나타난 시기와 그 당시에 어떤 상황이었는지, 신체적 혹은 심리적 상태가 어떠했는지 등 환자의 이야기를 주의 깊게 듣습니다. 그 후 부모와의 관계, 형제관계, 가정환경, 학창 시절 교우관계, 직장생활, 부부관계 등 질병을 일으킬 수 있는 인간관계에 대해 알아가고 전체적인 삶 속에서 신체적 및 정신적 상태를 확인합니다.

이를 바탕으로 질병이 유발되거나 심화되는 상황과 이에 대응하는 환자의 생활양식을 분석합니다. 질병의 발생에 어떤 의미부여를 하는지, 어떤 심리적 변화가 나타났는지, 어떤 목적성을 가지고 행동하는지 등을 확인하고 질병의 원인을 추적해갑니다. 의사는 환자의 이야기 속에서 질병이라는 범인을 잡기 위한 명탐정이 되어 원인을 탐색하여 인과관계를 고려한 의학적 프로파일, 질병 이야기를 완성합니다.

서사의학의 또 다른 중요한 치료적 가치가 있습니다. 바로 환자의 내적 갈등을 해소해주고 자아성찰을 돕는 것입니다. 타인에게 자신의 이야기를 들려주면서 이해와 인정을 받고 싶은 것은 인간의 본능적인 욕구입니다. 가슴이 답답하다고 대나무 숲에 가서 아무리 '임금님 귀는 당나귀 귀!'라고 외친다고 해도 가슴 속의 응어리는 절대 풀리지 않습니다. 사람의 마음은 오직 다른 사람에게 진심으로 이해받았을 때만 내적 치유가 일어납니다.

외부의 상황만을 객관적으로 고려해보았을 때 70억이 넘는 인류 중 나를 이해해주는 사람이 단지 한 명 생겼다는 것은 사소한 일일지도 모릅니다. 하지만 논리적으로 설명할 수는 없어도, 진심으로 나를 이해해주는 한 사람만 있으면 인간의 마음은 충만해지고 다시 살아갈 힘을 얻습니다. 이것은 인간이 가진 독특한 지위 때문입니다.

인간은 만물의 영장으로, 지구상의 존재를 판단하는 기준이 됩니다. 인간과 '격'이 맞는 것은 지구상에 다른 인간밖에 없습니다. 그렇기 때문에 반려동물의 눈을 들여다보며 하소연을 하는 것으로는 진정한 만족을 얻을 수 없습니다.

인간을 '소우주'라고 합니다. 한 인간이 자신을 초월하여 타인의 아픔에 공감하고, 또 다른 한 인간이 공감을 받아들이는 것은 두꺼운 자아의 벽을 허물고 우주를 건너는 일입니다. 복잡한 화학약물이 아니라 그저 자신의 이야기에 온전히 귀 기울여주고 이해해주는 단 한 사람이 있을 때 진정한 치유가 시작됩니다. 이것이 때로 자신조차 자신의 가치를 의심하는, 보잘것없어 보이는 한 인간이 가진 힘입니다.

진료를 하다 보면 환자분들에게 고마운 마음이 들 때가 있습니다. 흰 가운 뒤에 앉아 있지만 여전히 부족하고 불완전한 존재인 의사를 믿고 소설보다 더 소설 같은 인생 이야기, 쉽게 꺼내기 힘든 치부까지도 거침없이 털어놓는 환자분들을 만날 때, 의사라는 직업의 책임을 더 무겁게 느낍니다. 이분들의 고통을 반드시 해결해야 한다는 사명감과, 가슴 아픈 고해성사를 절대 한낱 흥밋거리로 생각하지 않고 경건하고 진지한 자세로 경청해야겠다는 다짐을 종종 하게 됩니다.

서사의학적 진단의 과정에서 환자는 자신의 삶을 차근차근 이야기하는 가운데 자아성찰의 시간을 가질 수 있습니다. 자기 자신에 대해 잘 안다고 생각했지만 미처 몰랐던 부분이나 병을 심화시키는 행동 패턴을 깨닫고 교정하게 됩니다. 의사는 영혼의 산파술을 펼치는 소크라테스처럼 적절한 질문으로 질병의 원인을 추적하고 환자의 내적 치유를 이끌어내야 합니다. 모든 치료에 있어서 문제는 증상에만 국한된 것이 아니라 그 사람 전체에 걸쳐 있습니다. 의사는 인간 전체를 다룰 수 있는 질문들을 던져야 합니다.

지금의 의료 현장에는 의사도 환자도 소외되는 현상이 벌어집니다. 의사는 환자가 어떤 사람인지는 중요하게 생각하지 않습니다. 환자의 얼굴조차 보지 않고 모니터에 올라온 객관적인 데이터를 바라보며 마우스만 클릭합니다. 환자 역시 자신의 아픈 점을 충분히 이야기하지 못합니다. 하지만 결국 의료라는 것은 사람과 사람이 만나 함께 이루어가는 일입니다. 서사의학은 의료 현장에서 인간 소외를 막는 인간중심 의학입니다.

서사의학적 진단은 환자의 이야기에 대한 경청과 공감적 대화를 통해 인간을 총체적으로 이해하고 질병 이야기를 완성하여 내적 치유와 인식의 변화를 이끌어내는 과정이라고 볼 수 있습니다. 흔히들 사랑은 상대방의 이야기 속으로 걸어 들어가는 것이라고 합니다. 환자의 이야기 속으로 첫걸음을 내딛는 것이야말로 올바른 정신의학의 시작일 것입니다.

• 참고문헌 :「서사의학적 진단 : 사례분석을 통한 傷寒論 辨病診斷體系의 서사의학적 가치의 탐색」, 김진아, 이성준, 대한상한금궤의학회지, 2014년.

5

정신질환은 7가지 원인에 의해 발생한다

〈상한론〉은 단순히 증상을 치료하는 것이 아니라 병이 어떻게 왔는지 원인을 밝혀내고, 원인을 제거하여 근원적인 치유를 목표로 했습니다. 〈상한론〉의 서문에는 이런 표현이 있습니다.

[雖未能盡愈諸病, 庶可以見病知源.](수미능진유제병, 서가이견병지원.)

"비록 모든 병을 다 고칠 수는 없겠으나, 적어도 병을 볼 때 근원이 무엇인지를 알 수 있을 것이다."

이는 〈상한론〉의 가장 큰 명제입니다.

〈상한론〉은 질병을 발생 원인에 따라 7가지로 분류합니다. 이를 칠병(七病)이라고 합니다. 칠병의 맨 앞에 제강(提綱)이 기록되어 있고, 제강 아래에 각각의 조문(條文)이 배속되어 있는 충위구조로 이루어져 있습니다.

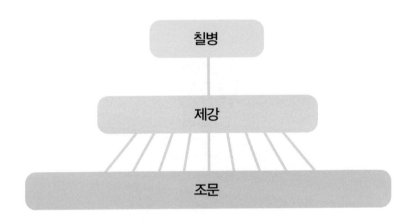

칠병은 질병을 발생시키는 일관되고 공통된 행위의 패턴을 말합니다. 칠병은 대양병(大陽病), 양명병(陽明病), 소양병(少陽病), 대음병(大陰病), 소음병(少陰病), 궐음병(厥陰病), 음양역차후노복병(陰陽易差後勞復病)으로 구성되어 있습니다. 그 외 대양병 결흉(大陽病 結胸), 궐음병 곽란(厥陰病 霍亂) 두 가지가 더 있습니다.

칠병의 용어를 보면 '대(大)', '소(少)', '음(陰)', '양(陽)' 등의 문자로 이루어져 있습니다. '대(大)', '소(少)'는 '크다', '작다'로 해석할 수 있습니다. 〈상한론〉이 저술된 후한 시대에는 '음(陰)', '양(陽)'을 단순한 차원으로 사용했습니다. 동양사상에서 흔히 언급하는 삼라만상을 유기적으로 설명하는 음양이론체계는 송대 이후에 완성된 것으로 〈상한론〉에 적용할 수는 없습니다. 〈상한론〉의 '음(陰)', '양(陽)'은 '밤', '낮'으로 해석할 수 있습니다.

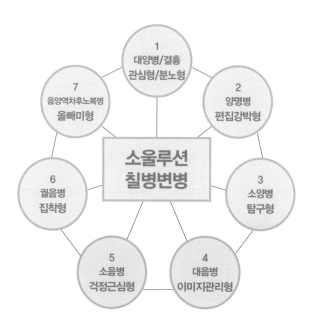

칠병은 간단하게 말하면 다음과 같습니다.

대양병은 낮에 크게 한 행위, 즉 낮 동안에 과도하게 움직인 것이 악화되어 나타난 증세를 말합니다. 사랑을 쟁취하고 인정받기 위해 과도한 활동을 하는 것입니다. 경쟁심이 병을 일으킵니다.

양명병은 분명하고 정확하게 하려는 행위가 악화되어 병으로 된 증세를 말합니다. 항상 자신이 부족하다고 여기기 때문에 불안하여 분명하게 하려고 하고,

만족하지 못했을 경우 공허감으로 음식을 먹는 패턴입니다. 열등감이 병을 일으킵니다.

소양병은 낮에 일어난 작은 행위가 악화되어 병으로 된 증세를 말합니다. 낮에 자그마한 무언가에 눈으로 집중하여 발생합니다. 과도한 인지욕구가 병을 일으킵니다.

대음병은 밤에 크게 한 행위가 악화되어 병으로 된 증세를 말합니다. 과식, 과로, 과도한 성행위 등으로 질병이 발생한 경우입니다. 항상 타인의 관심과 주목을 받고 싶어 하는 낮은 자존감이 병을 일으킵니다.

소음병은 밤에 일어난 작은 행위가 악화되어 수면에 방해를 받아 병으로 된 증세를 말합니다. 상처받거나 혼자가 되는 것을 두려워하는 의존성이 병을 일으킵니다.

궐음병은 밤에 무언가에 집중하여 몰입하는 행위가 악화되어 병으로 된 증세를 말합니다. 자기의 원칙만을 고집하며 강한 의무감으로 사는 집중형으로, 과도한 집착이 병을 일으킵니다.

음양역차후노복병은 오랫동안 낮과 밤이 바뀐 생활을 해오다 정상으로 전환시에 적응하지 못하여 질병이 발생한 경우입니다. 세상과 단절하는 회피성이 병을 일으킵니다.

인간 행위의 세 가지 주된 포인트로 움직이는 것, 먹는 것, 잠자는 것을 들 수 있습니다. 칠병은 이 세 가지 측면이 서로 겹치지 않게 절묘하게 구성되어 있습니다. 칠병은 사상체질처럼 고정된 것이 아니라, 한 사람에게서도 얼마든지 상황에 따라 바뀔 수 있습니다. 또한 동일한 질병에도 원인에 따라 다르게 분류하여 치료합니다. 예를 들어 공황장애의 경우, 업무활동 과다로 인한 경우, 걱정과 스트레스로 잠을 못 자서 온 경우, 한 가지 일에 몰입하여 모든 에너지를 쏟았으나 뜻대로 되지 않은 경우를 각각 대양병, 소음병, 궐음병으로 다르게 진단하여 치료합니다.

제강은 질병에 대응하여 나타나는 몸과 마음의 변화를 기술한 것입니다. 질병으로 인해 불균형 상태가 된 몸과 마음에서는 이상 신호가 나타납니다. 제강은 이러한 이상 신호, 즉 병적인 현상(sign)을 기술하고 있습니다.

칠병 중 하나의 병으로 진단된 모든 환자에게는 제강에 기술된 병적 현상(sign)이 동일하게 나타납니다. 소음병을 예로 들어보겠습니다. 소음병의 제강은 '맥미세(脈微細) 단욕매(但欲寐)'입니다. '맥미세'는 몸으로 움직이는 활동량이 점점 줄어들고 사소한 생각이 많아지며 근심과 염려로 수면에 방해를 받는 현상입니다. '단욕매'는 잠이 부족해지면서 무기력하고 잠을 자려고 하는 현상입니다. 소음병으로 진단된 모든 환자에게는 공통적으로 '맥미세, 단욕매'라는 병적 현상이 발생합니다.

소음병 환자들에게는 제강의 병적 현상(sign)이 공통적으로 발생하는 동시에 각 사람의 차이에 따라 각각 다른 다양한 병적 현상(sign)들이 발생합니다.

조문은 제강의 하위개념으로 제강의 아래에 배속되어 있으면서 개체의 차이에 따라 다양하게 나타나는 병적 현상(sign)을 자세하게 기록하고 있습니다. 각각의 조문에는 병적 현상(sign)을 사라지게 하여 몸과 마음의 균형을 회복시켜주는 정교한 자연생약처방이 함께 기록되어 있습니다.

〈상한론〉의 진단과정은 칠병진단 → 제강진단 → 조문진단 → 처방분류의 순서로 이루어집니다.

칠병제강(七病提綱)진단은 〈상한론〉의 핵심이자 치료의 기준으로, 〈상한론〉만의 독특한 특징입니다. 기존의 의학은 임상에서 환자가 현재 호소하는 주소증(主訴症)에 집중하여 진단을 내리고, 주소증을 사라지게 하는 데 집중합니다. 반면에 〈상한론〉은 주소증이 발생하게 된 원인을 찾아내어 진단합니다. 주소증을 직접적으로 사라지게 하는데 집중하기보다는 주소증을 발병하게 한 선행조건이 되는 몸과 마음의 불균형을 정상으로 회복시키는 데 집중합니다. 몸과 마음의 불균형 상태에서 나타나는 병적 현상(sign)을 감별하고, 조문을 선정하여 정교한 자연생약을 투여해주면 병적 현상(sign)이 사라지면서 몸과 마음은 균형을 회복하고 정상으로 돌아갑니다. 몸과 마음이 정상으로 회복되면 환자가 처음 호소했던 주소증은 자연스럽게 사라집니다.

• 참고문헌 : 「질병변병진단 : 傷寒論 六經과 條文에 근거한 診斷體系 및 臨床運用」 이성준, 임재은, 2013년.

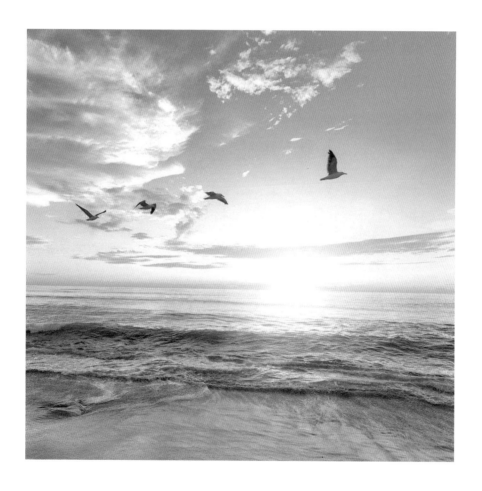

칠병변병진단의 실제

공황장애 환자가 내원했습니다. 이 환자는 6개월 전부터 공황장애가 발생하여 예기치 못한 극심한 불안과 가슴 답답함, 질식감, 어지럼증 등의 주소증을 호소했습니다. 현대 정신의학의 경우 환자의 불안 증상을 완화시키기 위해 진정 효과를 내는 신경전달물질을 강화하는 약물을 투여합니다.

그러나 〈상한론〉은 우선 질병의 원인을 찾아 칠병을 분류합니다. 칠병을 분류하기 위해 환자와의 깊은 대화를 시도합니다.

환자는 6개월 전에 새로운 회사에 입사했습니다. 누구보다 잘해야 한다는 승부욕, 경쟁심 때문에 일 욕심을 냈습니다. 잦은 야근과 회식을 견디며 주말에도 쉬지 않고 일했고, 과로와 과음으로 몸을 혹사했습니다. 어느 날 회사에서 갑자기 공황발작을 느꼈고 그 후에도 수시로 공황발작이 일어났습니다.

환자에게 공황장애가 발생한 원인은 '경쟁심과 승부욕이 발동하여 매사에 과도하게 대응하여 몸을 무리하게 쓰고 과잉된 행위를 한 것'입니다. 칠병 중 대양병으로 진단할 수 있습니다. 대양병으로 변병진단을 했으면 제강진단을 해야 합니다.

대양병의 제강은 '大陽之爲病 脈浮 頭項强痛而惡寒(대양지위병 맥부 두항강통이오한)'입니다. 이를 임상적으로 해석하면 '낮 동안 과도하게 움직인 행위가 악화되어 점점 병으로 된 상태에서(大陽之爲病), 움직임이 넘치게 과잉되며(脈浮), 그로 인해 머리와 뒷목이 굳어지고(頭項强痛), 외부의 차가운 기운에 민감해진다(而惡寒)' 입니다.

대양병으로 진단된 환자에게는 공황장애든, 우울증이든 진단명에 상관없이 병적으로 오버하여 과잉 활동을 하고, 머리와 뒷목이 굳어지고, 외부의 기온 변화에 민감해지는 이상 현상(sign)이 나타나야 합니다. 아니나 다를까 환자를 진찰하니 뒷골이 당기고, 머리가 아프고, 뒷목과 어깨가 뭉치고, 외부의 기온 변화에 민감해진 현상이 있었습니다. 제강은 칠병이 정확하게 진단되었는지 검증해주는 역할을 합니다.

제강진단이 끝나면 조문을 진단합니다. 조문은 제강의 이상 현상이 있는 상태에서 각 사람에 따라 다르게 나타나는 조금 더 세부적인 이상 현상입니다. 환자의 이상 현상을 진찰한 결과, 스트레스 상황에서 소화가 안되고(傷寒若吐, 心下逆滿), 숨이 막힐 듯이 기운이 위로 솟구쳐 오르고 가슴이 답답하며(氣上衝胸), 앉았다 일어나면 어지럽고(起則頭眩), 무기력하고 우울하며(脈沈緊), 몸이 떨리는(身爲振振搖者) 현상이 나타난 것을 진단할 수 있었습니다.

〈상한론〉 67조는 다음과 같습니다.

傷寒若吐, 若下後, 心下逆滿, 氣上衝胸, 起則頭眩, 脈沈緊,

發汗則動經, 身爲振振搖者, 茯苓桂支白朮甘艸湯主之.

(상한약토, 약하후, 심하역만, 기상충흥, 기칙두현, 맥침긴,

발한칙동경, 신위진진요자, 복령계지백출감초탕주지.)

환자에게 나타난 이상 현상(sign)을 감별한 결과 67조 조문으로 진단했고, 복령계지백출감초탕을 처방했습니다. 환자는 복령계지백출감초탕을 복용하여 몸과 마음의 불균형이 정상으로 돌아오면서 위의 병적인 현상들이 사라졌습니다. 몸과 마음이 정상으로 회복되자 환자가 처음 호소한 공황장애의 주소증은 모두 치료되었습니다.

매슬로 동기이론과의 연계

〈상한론〉은 질병의 원인을 일관된 행동패턴과 질병 발생 당시 대응하는 방식에 따라 분류합니다. 인간의 행동 이면에는 어떠한 계기, 동기가 있습니다. 따라서 〈상한론〉을 제대로 이해하기 위해서는 일관된 행동패턴 이면에 드리워져 있는 동기를 파악해야 합니다. 이를 위해 〈상한론〉과 미국의 심리학자 에이브러햄 매슬로의 동기이론을 접목했습니다. 동기이론과 연계하여 관습과 편견을 제거한 시각으로 〈상한론〉을 바라보고 현대적 의미로 재해석한 시도는 임상적 학문적으로 큰 도움이 되었습니다.

매슬로의 주장에 따르면 인간행동은 각자의 필요와 욕구에 바탕을 둔 동기(motive)에 의해 유발됩니다.

인간의 기본적인 욕구에는 5가지 단계가 있습니다. 가장 하위단계부터 1)생리적 욕구 2)안전 욕구 3)사랑 및 소속감 욕구 4)자기 존중의 욕구 5)자아실현의 욕구 그리고 기본인지 욕구 순으로 상위욕구로 올라갑니다.

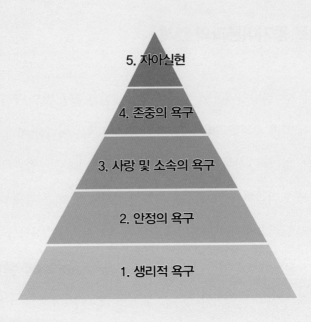

<table>
</table>

5. 자아실현

4. 존중의 욕구

3. 사랑 및 소속의 욕구

2. 안정의 욕구

1. 생리적 욕구

1단계 : 생리적 욕구는 생존을 위한 필수사항인 음식, 물, 산소, 배설
과 관련된 욕구입니다. 동기이론의 출발점이자 가장 강력한
욕구로 타 욕구에 우선합니다.

2단계 : 안전 욕구는 신체적 안전, 심리적 안정을 포함합니다. 의존,
보호받으려는 욕구, 두려움과 불안, 혼돈으로부터 해방되려는
욕구, 구조, 질서, 법, 한계를 추구하려는 욕구, 강력한 보호장
치의 욕구 등이 있습니다.

3단계 : 사랑 및 소속감 욕구는 동반자와 가족에 대한 욕구가 생기는

것입니다. 남들과 어울리고 애정을 나누고 싶어 하는 욕구입니다. 친구, 애인, 배우자, 자녀 등이 필요해지고 이웃이나 직장 등에 소속되고 싶어지는 것입니다.

4단계 : 자기 존중의 욕구는 자신에 대해 안정적이고 호의적인 평가를 받고 싶은 욕구입니다. 힘, 성취감, 적합성의 느낌, 숙달과 능력으로 자신감과 자부심을 유지하고 싶은 욕구입니다. 또한 다른 사람들로부터 존중 받기 위해 명성, 존경, 지위, 평판, 인정, 위신 등을 추구하려는 욕구입니다.

5단계 : 자아실현의 욕구는 자신을 완성하고 자신의 잠재성을 실현하려는 성향을 의미합니다. 자신의 고유함에 더 근접하고 싶고 자신이 될 수 있는 최고의 정점에 이르고 싶은 욕망이라고 표현 할 수도 있을 것입니다. 기본인지 욕구는 호기심, 학습, 철학적 사고, 실험 등 알고 싶고 이해하고 싶은 욕구입니다.

6

'소울루션' 치유 4단계 – 진단, 치유, 적응, 훈습

몸과 마음의 균형이 깨져 비정상 상태가 되면 정신질환을 비롯한 여러 가지 질병이 발생합니다. '소울루션'은 몸과 마음의 불균형을 정상으로 회복시켜 정신질환을 근원적으로 치료합니다. 정신질환이 발생하는 원인은 환자의 삶 속에 있습니다. 특정 사건이 일어났을 때 이에 반응하는 신체적, 심리적 방식과 일관된 생활양식(패턴)은 몸과 마음의 불균형을 초래하고 정신질환이 발생하게 됩니다. '소울루션'은 〈상한론〉에 근거하여 정교한 자연생약을 투여하여 불균형 상태를 정상으로 회복시킵니다. 또한 진단의 결과를 토대로 질병의 근본적인 원인을 설명하고 질병 유발 사건에 반응하는 방식과 태도, 생활양식을 지도합니다.

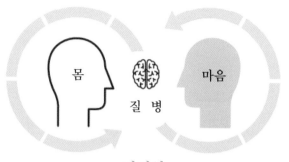

몸   질 병   마음

비정상

몸	마음
근육통, 만성피로 무기력, 피부질환 호흡기 및 소화기 장애, ETC.	우울, 불안 공황, 분노, 조울 불면, 환청, 망상, ETC.

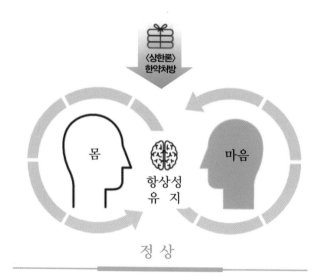

〈상한론〉
한약처방

몸   항상성
유 지   마음

정 상

몸	마음
면역력 증강 항병력 강화 대사기능회복 ETC.	자율신경계 균형 회복 내분비기능 정상화

'소울루션'의 치료는 4단계로 나눌 수 있습니다.

1. 진단

진단은 단순히 환자가 호소하는 증상에 집중하는 것이 아닙니다. 진정한 치유를 위한 가장 중요한 과정으로, 질병을 경험하는 인간과 질환에 대해 총체적인 이해를 해야 합니다.

1) 서사의학적 진단

환자와의 깊은 대화를 통해 환자의 삶을 이해하고 질병 발생 당시의 상황을 재구성하여 질병의 원인, 진단의 실마리를 찾아가는 과정입니다.

2) 변병분류진단

질병의 원인이 되는 일관된 행동 패턴과 질병에 반응하여 나타나는 몸과 마음의 변화를 7가지 패턴(형식)으로 분류하여 진단합니다. 인간의 행위 이면에 있는 내면의 동기, 욕구를 밝혀내면 질병의 근본적인 치료가 가능해집니다.

2. 치유

건강한 몸은 건강한 마음을 담는 그릇이고, 건강한 마음은 건강한 몸의 뿌리입니다. 인간은 몸과 마음이 서로 영향을 주고받는 가운데 질병이 발생하거나 치유되는 존재입니다. '소울루션'은 질병이 발생했을 때 몸과 마음에 나타나는 이상 현상(sign)을 세밀하게 관찰하여 감별합니다. 각각의 현상에 따라 정교한 비화학적 약물인 자연생약으로 인체의 항상성을 회복시켜 몸과 마음의 질환을 근본적으로 치유합니다.

3. 적응

'소울루션'은 온전한 나를 향해 차근차근 나아가는 적응의 의학입니다. 마음의 문제는 몸의 문제와 함께 점진적으로 조율해나가야 합니다. '소울루션'은 공황장애, 조현병(환청, 망상), 조울증, 불안장애, 강박장애, 틱장애, 과잉행동장애, 간질 등과 같은 신경정신과 질환을 비롯하여 난치성 질환을 비화학적 약물과 칠병별 개인 맞춤형 기저감정 치료로 치유하고 있습니다.

'소울루션'은 몸과 마음의 균형을 되찾아 근본적인 치유를 목표로 합니다. 하지만 단기간에 즉각적인 효과가 나타나는 것은 아닙니다.

일반적으로 신경정신과 질환이나 난치성 질환들은 단기간에 형성된 것이 아닙니다. 그 속에는 몸과 마음의 문제가 복잡하게 얽혀 있고 질환의 특성상 예측 불가능한 면이 있습니다. 신경정신과 질환이나 난치성 질환들은 오랜 세월 동안 고질화된 경우가 많습니다.

그렇기에 환자의 상태와 치료에 대한 협조, 적응 속도에 따라 치료의 방향과 기간이 결정됩니다. 오래되고 고착화된 질환일수록 적응 기간이 길어질 수 있습니다. 오랜 질병으로 고착화된 몸에 순수한 자연물인 비화학적 약물이 작용하여 변화를 일으키기까지, 적응하는 시간이 필요합니다. 약물에 대한 인체의 반응기인 '적응 기간'을 거치면서 인체는 서서히 균형을 되찾아갑니다. 재발을 방지하고 온전하게 치유되기 위해서는 급하지 않게 천천히 건강한 몸을 만들어가는 과정이 있어야 합니다.

경우에 따라 환자에게 가장 적합한 처방과 치료 방법을 찾아가는 기간이 요구될 수도 있습니다. 적응 과정에서 발생한 문제들은 의사와 협의를 통해 극복해나가야 합니다. 이러한 조율과 적응의 시간은 치료 과정에서 빼놓을 수 없는 매우 중요한 과정입니다. 이와 같이 점진적인 적응을 통해 몸과 마음이 정상화되고 완전한 회복의 단계로 진입하게 됩니다.

4. 훈습

마음도 시간이 필요한 것은 마찬가지입니다. 기저감정을 찾아내어 서서히 해결해가는 훈습 과정이 필요합니다.

기저감정은 한 사람의 행동과 사고의 이면에 숨어있는 감정입니다. 한 사람의 행동과 사고, 정서를 지배하는 중심감정으로 마음 질환을 유발하는 원인이 되기도 합니다. 이 감정은 초기 아동기(0~6세)에 주요 양육자와의 관계에서 발생한 신체 심리적 좌절에서 비롯됩니다. 아동기에 겪는 좌절의 경우, 아직 미숙한 자아가 자신의 정서를 적절히 조절할 수 없기 때문에 다른 감정 세력을 동원해 이를 조절하므로 오랜 시간 잠복해 있습니다. 그 후 입학, 군입대, 결혼, 출산, 취업과 같은 인생의 중요한 시기 또는 큰 좌절을 겪는 인생 위기의 사건이 방아쇠가 되어 기저감정이 촉발되어 병을 유발하게 됩니다. 기저감정에 의해 일단 질병이 발생하게 되면 이전 상태로 돌아가는 것은 불가능하며 자아의 성장을 통해 극복하거나 내면의 감정이 소거되는 방식으로 균형을 찾는 치료를 진행합니다.

기저감정은 또한 현재까지도 살아 있는 과거의 감정입니다. 감정 형성에 기여한 과거의 일이 더이상 발생하지 않음에도 불구하고, 현실의 특정 대상으로 하여금 감정을 일으키는 역할을 하도록 정서적 힘이 계속해서 작용하여 당시의 감정을 반복해서 불러일으킵니다. 현재를 지배하는 과거의 감정을 꺼내어 직면하고 무력화하여 마침내 자유로워져야 합니다.

몸처럼 오랜 세월 동안 딱딱하게 굳어진 마음이 치유되기 위해서는 환자 스스로 한 걸음 한 걸음 천천히 내딛는 단계를 겪어야만 온전한 치유로 나아갈 수 있습니다. 느리지만 꾸준한 과정 속에서 질병이 형성될 수밖에 없었던 아픈 삶을 이해하고 몸과 마음의 깨진 균형을 정상화하여 인생 전체가 회복되는 놀라운 치유를 경험할 수 있습니다.

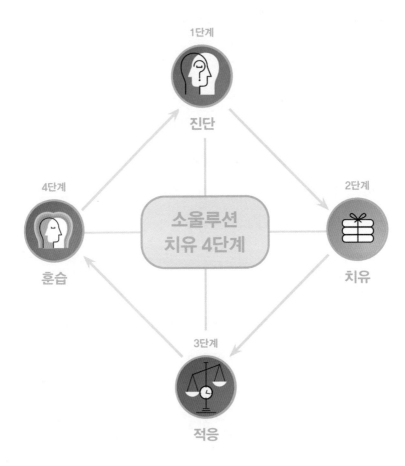

7

말끔한 정신질환의 치료, '소울루션'하라!

켈리 브로건 박사는 『우울증 약이 우울증을 키운다』라는 책에서 항우울제와 같은 향정신성 약품이 현재 오남용되고 있으며, 오히려 인류에게 위험한 존재로 자리잡고 있음을 경고합니다. 켈리 브로건 박사는 정신의학은 한마디로 '아뿔싸!'로 정의내릴 수 있다고 주장합니다.

에가스 모니스라는 포르투칼 신경학자는 1949년 노벨상 수상자로, 조현병 환자를 치료하기 위해 뇌의 전전두엽과 다른 분위를 연결하는 조직을 잘라내는 침습 외과술(즉, 전전두엽 절제술)을 시행했습니다. 불과 70년 전만 하더라도 세계적으로 권위있는 신경학자는 조현병을 치료하기 위해 뇌를 잘라냈고, 이 학자가 바로 노벨상 수상자였던 것입니다. 켈리 브로건 박사는 이를 가리키며 반드시 필요한 뇌 조직을 잘라내는 것만큼 현재의 정신질환의 약물처방도 다를 것이 없다고 강력하게 주장합니다. 그만큼 현대 처방되는 향정신성 약물처방도 똑같이 유해하고 부조리하다는 말입니다.

"항우울제 복용자의 60%가 2년 이상, 14%가 10년 이상 약을 끊지 못한다. 어림잡아 가임기 여성의 15%가 정신과 약물을 복용하며 이 비율은 지난 2년 사이 3배로 껑충 뛰었다. 제약업계는 치유를 팔지 않는다. 그들은 질병을 판다."

인간을 우울증으로부터 구출해내기 위해 만들어진 화학약품은 더이상 치유를 위한 존재가 아니며, 더 많은 부작용을 양산해내고 궁극적으로는 질병을 판다고 저자는 단언합니다.

또한 "더구나 일반인에게 알려지지 않은 가장 야비한 비밀은 항우울제가 용량을 줄어가며 끊기가 몹시 어려운 알코올이나 아편제보다 더 끊기 힘든 약물이라는 점"이라고 얘기합니다. 보통 우리는 담배나 술을 끊기 힘든 상황에 놓여있을 때 이를 '금단현상'이라 부릅니다.

하지만 빅파마(Big Pharma, 다국적 제약회사들)는 이를 '중단증후군(discontinuation syndrome)이라고 부르도록 교육을 받는다고 합니다. 켈리 브로건 박사는 향정신성 약품과 항우울제의 득세는 제약회사, 즉 빅파마들의 역할이 어느 정도 기여했다는 점을 강조합니다. 또한 항우울제가 오히려 몸의 자연치유 기전을 돌이킬 수 없이 무력하게 만든다는 사실을 알아야 한다고도 말합니다.

만약 현재 수많이 처방되고 있는 항우울제와 같은 향정신성 약들이 효과가 미미하다거나, 치료과정에서 아무런 효능을 발휘하지 못한다고만 했으면 저를 포함한 많은 이들이 이렇게까지 강력하게 호소를 하지는 않았을 것입니다. 하지만 이보다 심각한 문제는 바로, 이 약들이 치료를 못 하는 것뿐만이 아니라, 실제로 새로운 질병을 만들어내고 있다는 점입니다.

루이빌 대학교의 리프 엘말라크가 이끈 연구진은 다음과 같이 말합니다.

"항우울제 장기 복용은 우울을 유발할 수 있다. … 항우울제는 신경시냅스 배선을 수정할 수 있으며 이것은 항우울제 효능을 무효화할 뿐 아니라 난치성, 상재성 우울 상태를 야기하기도 한다."

또한 현대 정신의학의 저명한 비판가인 로버트 휘태커 기자이자 작가는 이 문제를 간략하게 아래와 같이 정리합니다.

"항우울제 복용자는 단기간에는 증상 완화를 경험한다. 그리고 의사들의 생각처럼 환자는 이것을 약효의 증거로 간주한다. 이 단기 호전은 위약(플라시보)으로 치료받는 환자가 보이는 양상에 비해 두드러질 정도는 아니며, 오히려 이 최초의 투약 치료는 환자를 문제 있는 장기 과정으로 나아가게 만들 수 있다. 이들은 투약을 중단할 경우 높은 재발 위험에 처한다. 그렇다고 투약을 계속하면 반복해서 우울 삽화를 겪는데 이 만성 상태는 정신적 능력장애 위험을 높인다. 이는 일종의 덫처럼 작용한다."

요악하자면 항우울제는 위약 효과 때문에 비록 단기에는 증상 완화를 보일지 모르지만, 장기적으로 투약할 경우 오히려 치료에 저항하는 지속적이고 만성적인 우울증을 낳을 수 있다고 경고합니다.

켈리 브로건은 제약업계는 질병을 파는 중이라고 경고하는 동시에 다음과 같은 말을 남깁니다.

"내가 볼 때 정신보건 분야에서 우리의 오해 때문에 엉망이 된 것 중 최악은 몸의 올바른 회복탄력성과 자기치유 잠재력에서 우리가 점차 멀어지고 있다는 사실이다 ... 정신건강은 언제나 몸 전체의 건강을 토대로 한다. 신체든 정신이든 모든 증상의 기저에 놓인 실제 불균형을 발견하고 이를 다루기 위한 조치를 취할 때, 우리는 문제성 있는 약물치료와 끝없는 심리치료에 의존하지 않아도 건강을 회복할 수 있다."

지금 이 시간에도 우울증, 공황장애, 조현병 등 여러 정신질환 환자들은 다양한 종류의 알약을 털어 넣고 있을 것입니다. 저는 강력하게 주장합니다.

이제 그만 제약업계에서 설치해놓은 덫에서 탈출합시다. 이제 그만 부족한 신경전달물질만을 채워넣는 치료법의 실패를 순순히 인정합시다. 그리고 우리 인체가 가진 올바른 회복탄력성과 자가치유력을 활용해 우리 몸에 깨어진 불균형을 정상화시키고, 이를 통해 부작용 없는, 말끔한 정신질환 치료를 위해 나아가자고 강력하게 촉구합니다.

그리고 저는 이를 위한 확실한 대안, '소울루션'을 강력하게 제시합니다!

Q. '소울루션'의 원리는 무엇인가요?

'소울루션'의 근본원리는 우리 몸의 '항상성'이나, '자율신경', 또는 인체의 시스템을 정상화시키는 것입니다. 똑같은 환경에 놓여도 어떤 사람은 감기에 걸리고 어떤 사람은 멀쩡합니다. 감기에 걸린 사람은 한마디로 면역력이 떨어졌기 때문입니다. 정신질환도 마찬가지입니다. 똑같은 충격을 받아도 어떤 사람은 트라우마가 생기고, 어떤 사람은 금방 훌훌 털어내고 일상으로 복귀합니다.

정신질환이 생기는 원인을 '소울루션'에서는 몸과 마음의 균형, 시스템이 깨져있기 때문이라고 봅니다. 그 균형, 시스템이 왜 깨졌는지 그 원인을 찾아서 정상으로 회복시키는 것입니다.

예를 들어, 자동차가 멈춘 상황을 생각해보세요. 현대 의학적 사고와 접근으로 보자면 '자동차가 멈췄다. 열어보니 기름이 없다. 기름을 채운다.'입니다. 그러나 '소울루션'은 '자동차가 멈췄다. 왜 자동차가 멈추었을까?' 자동차가 멈춘 원인을 찾기 위해 자동차를 자세히 관찰합니다. 고장 난 자동차에서는 이상 신호가 관찰될 것입니다. 엑셀, 브레이크가 작동하지 않는다거나 타이어가 마모

되었다거나, 깜박이가 제멋대로 깜박거리거나…. 그러면 그 이상 신호를 파악하여 자동차의 설명서를 보고 고장 난 부분을 수리합니다.

공황장애의 경우도 마찬가지입니다. 공황장애의 경우 극심한 불안, 공포를 호소하기 때문에 항불안제를 처방합니다. 하지만 '소울루션'에서는 공황장애라는 병명에 집중하기 보다는 공황장애를 발생하게 한 환자의 몸과 마음의 상태에 집중합니다. 균형이 깨진 환자의 몸과 마음에서는 이상 신호가 나타날 것입니다. 예를 들면 가슴이 너무 두근거린다던가, 잠이 오지 않는다던가, 손이 떨린다던가 하는 것은 모두 병든 몸이 보내는 이상 신호입니다. 그러면 그 이상 신호를 파악해서 불균형을 정상으로 회복시켜야 합니다.

'소울루션'의 근간이 되는 〈상한론〉에서는 균형이 깨진 몸과 마음에 나타나는 이상 신호를 400가지로 분류하여 조문에 자세하게 기록해놓았습니다. 각각의 조문에는 이상 신호가 나타났을 때 다시 회복시키는 정교한 처방이 함께 기록되어 있습니다. 한마디로 〈상한론〉은 인간사용설명서입니다.

SOULUTION

'소울루션'의 근간이 되는 〈상한론〉에서는 정신질환이 발생하게 되는 원
인을 7가지 패턴으로 분류하고 있습니다. 이를 '칠병'이라고 합니다. 이
번 장에서는 칠병의 특성과 실제 치유사례를 에세이 형식으로 구성하여
쉽고 편안하게 전달하고자 합니다. 당신도 자신의 '칠병'을 찾아보세요.

3장

'나는 왜 힘든 걸까?'

'소울루션' 치유 에세이

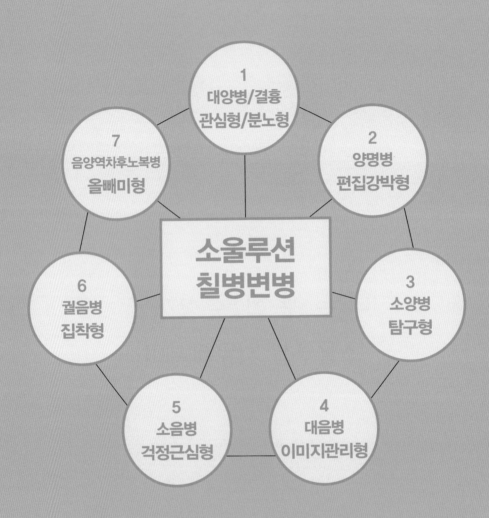

1

낮의 과도한 움직임
관심형(대양병)

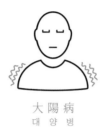

大 陽 病
대 양 병

"몸의 과잉행위가 질병을 야기한다."

대양병은 '낮(陽)' 동안 과도하게 활동한 것(大)'이 원인이 되어 질병이 발생하는 패턴을 말합니다. 몸이 안 좋아지는 시점에서 무리한 활동으로 인해 피로가 누적되어 질병이 발생합니다.

1) 가정에서 이사, 결혼식 등 큰일을 치르느라 과도하게 활동량이 늘어난 경우, 2) 직장에서 과로했거나 대인관계가 지나치게 많은 경우, 3) 학교에서 공부량이 많은 경우, 4) 고강도 운동을 장시간 한 경우 등이 대양병에 해당됩니다.

〈제강〉

大陽之爲病, 脉浮, 頭項强痛, 而惡寒.

(대양지위병, 맥부, 두항강통, 이오한.)

〈임상적 해설〉

- 낮 동안 과도하게 움직인 행위가 악화되어 점점 병으로 된 상태에서
  [大陽之爲病]

- 움직임이 넘치게 과잉되며[脉浮]

- 그로 인해 머리와 뒷목이 굳어지고 아프며[頭項强痛]

- 외부의 차가운 기운에 민감해진다[而惡寒].

〈동기이론〉

맥부(脉浮)란 과잉행위입니다. 과잉행위가 질병의 원인이 됩니다. 과잉행위의 심리적 동기는 누구보다 잘해야 한다는 욕구 때문입니다. 누구보다 잘하고 싶은 욕구가 발동하면 경쟁심과 승부욕이 작동하여 몸과 마음이 항진되고 매사에 전투적으로 임하게 됩니다. 이로 인해 머리가 아프고 뒷목이 뻣뻣해지는(頭項强痛) 것입니다. 이러한 경쟁심과 승부욕의 이면에는 사랑을 쟁취하거나 사람들과 함께 하고픈 사랑 및 소속 욕구가 존재합니다. 이러한 유형의 사람은 어떤 집단이나 가족 내에서 자신의 자리를 간절히 원하고 인간관계를 맺는 것이 세상의 다른 무엇보다도 중요합니다. 나아가 외로움, 배척, 친구의 부재, 불안

정에서 비롯되는 고통이 온통 내면을 지배하게 됩니다. 이러한 고통을 오한(惡寒)이라 볼 수 있습니다. 결국 대양병은 사랑과 소속에 대한 욕구가 좌절, 결핍되어 위협으로 다가올 때 질병이 발생합니다.

〈환자 체크 포인트〉

- 몸을 무리하게 쓰고 과잉된 행위를 한 후에 질병이 발생했는가?
- 매사에 경쟁심과 승부욕이 강하여 과도하게 대응한 후 질병이 발생했는가?
- 조직이나 가족 내에서 자신의 위치가 불안정하여 위태로울 때 질병이 발생했는가?

오늘의 주인공은 나야 나!

몇 년 전 〈프로듀스101〉이라는 오디션 프로그램이 선풍적인 인기를 끌었습니다. 아이돌 연습생 101명이 자신의 매력을 발산하고 시청자는 마음에 드는 연습생에게 투표하는 방식이었습니다. 1등부터 11등까지의 연습생들에게는 꿈에 그리던 가수로 데뷔할 수 있는 기회가 주어졌습니다. 참가자들이 101마리 달마시안처럼 시청자들에게 친근하게 다가가 애교도 부리고, 윙크도 하고, 복근도 보여주는 모습을 보면서 오래 살기 잘했군 하는 생각이 들었습니다.

이 프로그램이 인기를 끈 이유 중 하나는 우리가 사는 세상을 그대로 축소해 놓았기 때문입니다. 사람을 득표수라는 하나의 기준으로 1등부터 101등까지 쭉 일렬로 줄 세웠습니다. 등수에 따라 앉는 자리가 정해져 있었는데 1등이 피라미드의 최정상 정점에 앉는 구조였습니다. 짧은 시간 내에 주어진 과제를 완성하여 상대팀과의 대결에서 승리해야 하고, 지는 팀은 탈락시키는 무한경쟁 시스템이었습니다. 아무튼 말도 많고 탈도 많은 이 프로그램을 통해 '오늘밤 주인공'인 강다니엘이란 슈퍼스타가 탄생했습니다. 그 당시 30~40대 여성들을 강다니엘로 대동단결시킨 치명적인 매력을 가진 친구였습니다. 아무튼 강다니엘은 '오늘밤 주인공'이 되었는데도 불구하고 왕성한 활동을 하던 중 공황장애를 앓고 있다는 것을 고백하여 충격을 주었습니다. 그는 데뷔를 위해 숨 가쁘게 달려온 데다, 데뷔 후에도 전력질주하며 쉴 틈 없는 스케줄을 소화하면서 번아웃되어 결국에는 공황장애가 오고 만 것입니다.

공황장애는 갑자기 불안이 극도로 심해지며 숨이 막히거나 심장이 두근거리면서 죽을 것만 같은 극단적인 공포 증상을 보이는 상태가 반복적으로 나타나는 불안장애의 일종입니다. 공황장애라고 해서 다 같은 공황장애가 아니고 사람마다 발병 원인이 다양하기 때문에 이에 따른 맞춤형 치료를 진행해야 합니다.

문득 46세 여자 환자가 떠오릅니다. 이분은 헬스클럽에서 줄넘기를 하던 중 호흡곤란이 오고 죽을 것만 같은 극심한 공포를 느끼면서 어지러워 쓰러지고 말았습니다. 그 후로 식당, 백화점, 비행기, 지하철 등 밀폐된 공간에 들어가면 수시로 공황발작이 일어나 내원했습니다. 이분은 2년 전 프로젝트 업무로 비정규직 대처 업무를 맡게 되면서 과로하게 되었습니다. 심한 피로를 느꼈고 스트레스가 쌓였습니다. 퇴근 후에는 쉬어야 하는데 다이어트를 위해 헬스장에 가서 운동을 과도하게 했습니다. 시간을 쪼개어 틈틈이 드라마 작가가 되기 위한 연수를 받는 등 잠시도 쉬지 않고 활동하고 다방면으로 무리했습니다. 그러다 헬스장에서 공황발작이 오며 쓰러지고 말았습니다. 이 환자에게 공황장애가 오게 된 원인은 너무 무리하게 몸을 혹사시키고 과도한 활동을 한 것입니다.

'대양병'은 몸을 무리하게 쓰고 과도한 활동을 하여 쉽게 지치거나 피로가 누적되어 질병이 발생하는 패턴을 말합니다. 대양병 환자는 피곤해도 가만히 있지 못하고 부산스럽게 움직입니다. 일을 보면 참지 못하고 적당히 해도 되는 일을 무리해서 하는 경우가 자주 있습니다.

대양병 환자들이 과잉 행위를 하는 이유는 무엇일까요? 과잉 행위의 이면에는 누구보다 잘해야 한다는 동기가 있습니다. 누구보다 잘하고 싶은 욕구가 발동하면 경쟁심과 승부욕이 작동하여 몸과 마음이 항진되고 매사에 전투적으로 임하게 됩니다.

이때 나타나는 현상이 '두항강통(頭項强痛)'과 '오한(惡寒)'입니다. 두항강통은 머리가 아프고 뒷목이 뻣뻣해지면서 어깨에 힘이 들어가 굳어 있는 모습입니다. 오한은 온도 변화, 스트레스 등 외부의 자극에 민감해지는 현상입니다. 3일 밤을 야근하고 난 후를 생각해보면 됩니다. 먼저 승모근이 딱딱하게 굳어버려 뒷목부터 잡게 되고 뒷골이 당깁니다. 또한 몸살이 난 것처럼 으슬으슬 춥고 감기에도 쉽게 걸립니다.

경쟁심과 승부욕의 이면에는 사랑을 쟁취하거나 사람들과 함께 하고 싶은 사랑 및 소속 욕구가 존재합니다. 대양병에는 누구보다 잘하고 뛰어나야 다른 사람에게 사랑받고 인정받을 수 있다는 심리가 있습니다. 어떻게 보면 자존감이 약간 낮다고도 할 수 있습니다. 가족이나 집단 내에서 자신의 자리를 간절히 원하며 인간관계를 맺는 것이 세상의 다른 무엇보다 중요합니다. 그렇기 때문에 몸이 지쳐 있음에도 불구하고 온갖 대소사에 참여하여 에너지를 다 써버립니다.

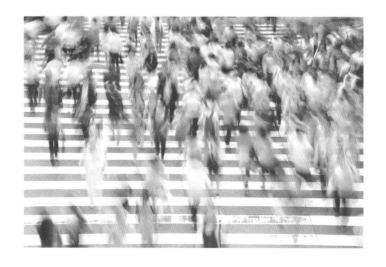

인간은 더불어 살아가는 존재이지만 때로는 고독을 자처하여 인생을 조용히 반추하는 시간이 필요합니다. 인생을 살아가면서 우울하지 않은 사람은 인생의 본질을 직면해보지 않은 사람일 것입니다. 모든 것이 시간 속에서 사라져간다는 인간 존재의 허무함을 느낀다면 우울하지 않을 수 없을 것입니다. 하지만 우울함에 정착하기보다는 그럼에도 불구하고 웃으며 살아가야 할 이유를 찾으며 더 깊은 세계로 나아가야 할 것입니다. 조금만 외로워도 전화통을 붙들고 끊임없이 하소연하고, 외로움이 틈타는 혼자 있는 시간을 견디지 못해 쉴 새 없이 약속을 잡고 사람을 만난다면 스스로 성숙할 수 있는 기회를 잃어버리고 맙니다. 현대 사회는 정신없이 바쁘게 돌아가고 우리의 눈과 귀를 사로잡는 것들이 너무나 많습니다. 사회 전체가 대양병에 걸려 있다고도 할 수 있겠습니다. 인스타그램에 나온 맛집은 다 가봐야 하고 쉬는 날에는 유명 여행지에 가서 인증샷을 남겨야 합니다. 사실 별로 필요하지도 않은 최신상품을 사기 위해 시간을 보내느라 정작 인간에게 중요한 홀로된 성찰을 하거나 장미꽃의 아름다움에 감탄하는 시간을 갖지 못합니다. 사회가 대양병에 걸릴수록 마음 한 구석은 텅 비어갑니다.

환자가 과잉 행위를 하게 된 이유를 찾기 위해 유년 시절의 이야기를 들어보았습니다. 아버지가 사업 실패 후 폭력적으로 변했습니다. 틈만 나면 술을 마시고 이불을 뒤집어씌우고 때렸다고 합니다. 이때 그는 이불 속에서 숨이 막히고 질식할 것만 같은 트라우마가 생겼습니다. 자존감이 낮았으며 부모님께 사랑과 인정을 받기 위해 잠시도 쉬지 않고 이것저것 일을 했습니다. 항상 무엇이 되어야 했고, 무엇을 이루어야 했습니다. 언제나 과로하고 매사에 전투적으로 임하다 보니 몸과 마음의 항상성이 깨져버렸습니다. 줄넘기를 하면서 숨이 막혔는데 어릴 적 이불 속에서 느꼈던 질식감이 떠오르면서 공황발작이 발생했습니다.

이 환자는 숨이 막힐 듯 답답하고 호흡곤란이 있는 점(氣上衝胸), 앉았다 일어설 때 어지러운 점(起則頭眩), 온몸이 떨려서 걷기 힘들고 쓰러질 것 같은 점(身爲振振搖)이 있는 것으로 보아 대양병 67조 영계출감탕을 처방했습니다. 서서히 이상 현상들이 사라지면서 공황장애가 치료되었습니다.

'오늘밤 주인공은 나야 나!'

백한 명의 소년 중 단 한 명의 소년만이 주인공이란 의미가 아닐 것입니다. '나'가 '나'일 때 비로소 내 삶의 주인공은 내가 된다는 의미입니다.

인간과 개는 물리적으로 동일한 시간을 살아가지만 상대적으로 느끼는 시간은 다르다고 합니다. 개의 1년은 인간의 7년으로 계산해야 한다고 합니다. 저는 이것이 사람 사이에도 해당되는 것은 아닌가 생각해봅니다. 어떤 사람은 서른에 죽음을 맞이하고 어떤 사람은 백 세까지 살아갑니다. 사람에게 주어진 물리적인 시간의 길이는 다르지만 모든 인간이 삶을 경험하는 방식으로서의 시간의 길이는 동일하지 않을까 하는 생각이 듭니다. 그렇기 때문에 다른 사람과 비교하기보다는 나에게 주어진 시간 안에서 어제보다 더 나은 나로 살아가는 것이 중요합니다.

살리에리의 잘못은 모차르트 같은 위대한 천재가 아닌 점이 아니라, 살리에리의 삶을 살지 않은 점입니다. 매사에 우위를 차지하기 위해 타인과 경쟁하며 과잉 행위를 할 것이 아니라 '홀로선 심화'를 길러야 하겠습니다.

오스카 와일드는 『도리언 그레이의 초상』에서 예술은 그 자체로 의미를 가질 뿐, 어떤 목적이나 효용이 없는 유일한 것이라고 말했습니다. 빵은 먹기 위해서 만들고, 의자는 앉기 위해 만들지만 예술작품은 어떤 목적, 쓸모를 위해 만들지 않습니다. 그런 의미에서 예술은 신의 창조를 가장 많이 닮은 활동입니다. 인간이 만든 예술 작품도 존재 자체로 의미가 있는데, 하물며 신이 만든 인간은 말할 필요도 없습니다. 인간은 창조주의 시입니다. 그 안에서 어떤 서사시가 펼쳐질지 모르고, 아름다운 서정시도 담겨 있습니다. 그 무엇이 되지 않는다고 해서, 이 사회에 효용이 없다고 해서 우리의 가치가 떨어지는 것은 아닙니다. 우리는 그냥 존재 자체로 사랑받을 충분한 자격이 있습니다. 너무 애쓰지 않아도 됩니다.

부모노릇 정년퇴직 합니다

현대사회는 물질적으로 풍요로워지고 편리성이 증대되었지만 우울증 환자는 더 늘어나고 있습니다. 그 이유 중 하나로 굳이 알 필요가 없는 정보들을 알게 되는 상황을 들 수 있습니다. 우울은 '내 이웃의 소유를 탐내는' 비교의식에서도 시작됩니다. 예전에는 기껏해야 주변 이웃의 소유를 탐내는 정도였다면, 지금은 SNS를 통해 지구 반대편에서 제일 잘나가는 남녀의 소유까지도 탐내야 하게 되었습니다. 습관적으로 틀어놓은 텔레비전에는 말쑥하게 차려입은 선남선녀들이 마치 이 세상에 나만 모르는 참다운 행복이 존재한다는 듯이 웃고 떠들며 우리를 속입니다. 갑자기 방구석에서 그런 행복한 세계와는 한없이 동떨어진 나 자신이 더욱 초라하게 느껴지고 무언가 잘못되었다는 생각에 인터넷 쇼핑을 시작합니다.

사실 인간의 마음만큼 변덕스럽고 요동치는 것도 없습니다. 바쁠 때는 삶이 각박하고, 쉴 틈도 없고, 피곤해 죽겠다고 불평하다가도 마침내 여유가 찾아오면 감사해하며 누리는 것이 아니라 금세 권태에 빠져버립니다. 시간은 흘러가는데 아무것도 이루어놓은 것이 없는 것처럼 느껴져 초조해합니다. 그렇게 허송세월하며 혼자만 뒤처지는 것은 아닌지 하는 불안에 휩싸여, 다시 자신을 닦달하고 바쁜 상태로 돌아갑니다. 어떤 문제가 발생했을 때 그것만 해결되면 세상에 힘든 일이 하나도 없을 것처럼 집착하다가도 막상 그 문제가 해결되고 나면, 언제 그랬냐는 듯이 잊어버리고 새로운 문제를 찾아냅니다. 사람들은 저마다 자신을 괴롭히는 방법도 가지가지입니다. 일상에 스며있는 우울한 상태와 달리 '우울증'은 '의욕 저하'와 '우울감'을 주요 증상으로 하여 '일상 기능의 저하를 가져오는 질환'입니다.

61세 여자환자 한 분이 우울증으로 내원했습니다. 이 분은 젊은 시절 아들과 딸을 혼자서 키웠습니다. 자식에 대하여 헌신적이라 닥치는 대로 수많은 일을 악착같이 했습니다. 딸이 결혼하여 5개월 전부터 손자를 봐주기 시작했습니다. 딸의 살림도 하고, 육아까지 하려니 일이 많아져서 힘에 부쳤습니다. 아기가 잘못되면 원망을 들을까봐 긴장이 되고 스트레스가 쌓였습니다. 가슴이 답답해지면서 소화가 잘 안되었습니다. 2개월 전 아들까지 결혼했습니다. 혼자서 아들딸을 키우고 결혼도 시켰는데, 웬일인지 그 후로 울적하고 서러운 생각이 들었습니다.

세상에 혼자 덩그러니 남은 것 같았고, 자신의 모든 것을 바쳤는데, 짝을 이루고 떠난 자식들에게 왠지 모를 서운한 감정이 들었습니다. 그리고 또다시 아들의 손자를 키워야 한다는 압박감에 분노와 짜증이 몰려오면서 폭식을 하게 되었습니다. 체중은 증가하고, 몸은 보기 싫게 변하고, 마음은 우울하고, 자녀들에 대한 섭섭함까지 더해져 자살기도까지 하게 되었습니다.

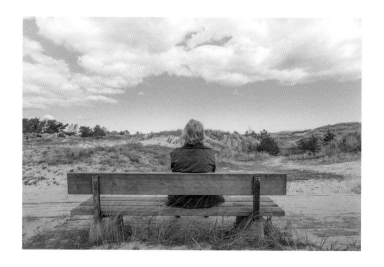

환자의 이야기를 들어보니 소설로 쓰면 열두 권하고도 반이 넘을 분량이었습니다. 이 환자는 젊은 시절부터 쉴 새 없이 일을 하고 몸을 혹사시켰습니다. 심신이 지칠 대로 지쳤고, 이제는 은퇴하여 편하게 지내야 할 때인데 아들, 딸을 결혼시키느라 큰일을 두 번이나 치렀습니다. 그 후에도 손자를 봐주느라 조금도 쉬지 못했습니다. 이 환자는 몸을 무리하게 쓰고 과도한 활동으로 인해 질병이 발생한 '대양병'에 속했습니다.

'대양병'에서는 과잉 행위를 '맥부(脈浮)'라고 표현합니다. '맥'은 신체의 활동 움직임을 말하고, '부'는 흘러넘친다는 뜻입니다. '맥부'는 자신이 할 수 있는 범위를 넘어 오버하는 것을 말합니다. 과잉 행위를 하는 심리적 이면에는 누구보다 잘하고 싶은 욕구가 있습니다. 누구보다 잘해서 다른 사람에게 인정받고 사랑받고 싶은 욕구입니다.

이 환자는 자녀를 남부럽지 않게 키웠다는 평가를 받기 위해 몸을 혹사시켰고, 꼭 자녀들에게 효도 받고 싶어서 열심히 한 것은 아니지만, 자녀들이 자신의 노고를 알아주고 사랑해주길 바라는 마음이 컸을 것입니다. '대양병'은 주변 사람들에게 인정, 사랑을 받고 싶은 욕구가 크기 때문에 조직이나 가족 내에서 자신의 위치가 불안정하여 위태로워질 때 질병이 발생합니다. 환자에게 나타난 '빈둥지증후군'도 '대양병'의 범주로 보아야 합니다.

요즘 황혼육아로 우울증을 호소하는 조부모들이 많이 계십니다. 손주는 귀

엽고 사랑스럽지만 몸이 따라 주지 않아서 척추, 관절 질환이 생기고 마음까지 우울해집니다.

부모!

가슴 깊이 고개 숙여지고 숙연해지는 이름입니다. 부모 노릇도 65세면 정년 퇴직을 시켜드려야 하는데 황제급이어서 종신제입니다. 조부모들은 아들, 딸과 육아의 가치관이 다르다 보니 열심히 봐주고도 좋은 소리를 못 듣게 되어 더 서글퍼진다고 합니다. 아이들에게 유기농 식품 안 먹이고 인스턴트 과자 먹였다고 조부모님을 몰아세우면 안 됩니다. 아이들은 토끼가 아닌데 맛없는 당근칩이나 먹으라고 한다면 너무 불쌍합니다.

아놀드 J. 토인비는 인류의 역사를 도전과 응전의 역사라고 했습니다. 아이들도 도전이 있어야 응전을 할 수 있습니다. 너무 깔끔 떨면서 위생적으로 기르면 오히려 면역력이 떨어집니다. 어차피 우리 몸은 유익균, 유해균의 서식지입니다. 부모님이 바닥에 떨어진 것 훅 불어 먹이고도 유아교육박사보다 더한 사랑의 힘으로 우리를 건강하게 키웠습니다.

이 환자는 젊은 날에 비해서는 활동량이 조금 줄었으나(若下之) 여전히 일이 많고(病仍不解), 손주를 키워야 한다는 압박감에 분노와 짜증이 몰려오는 현상(煩燥者)이 있어 대양병 69조 복령회역탕을 처방했습니다. 점차 무리한 활동으로 균형이 깨진 몸과 마음이 회복되면서 활력을 찾았고 우울증이 치료되었습니다.

    사실 인간의 일생 자체가 우울할 수밖에 없는 구조로 설계되어 있습니다. 인간은 필연적으로 젊음과 건강을 상실하고 노년과 질병을 맞이합니다. 젊은 시절 위풍당당했던 사람들도 인간의 힘으로 어쩔 수 없는 질병과 죽음이 다가오는 것을 느끼면 위축되고 우울해집니다. 주변에 사랑했던 사람들, 시대정신을 공유하여 소통이 가능했던 친구들이 하나둘씩 떠나면 남겨진 사람은 고독에 빠집니다. 몸은 점점 쇠약해져가는 반면 지혜는 쌓이고, 통찰력이 생기며, 눈치는 빨라집니다. 걱정거리는 늘어가고, 세상이 온통 엉터리로 돌아가는 것 같아 마음에 들지 않습니다.

    인간의 삶은 탄생에서 죽음으로 흘러가도록 설계되어 있습니다. 그러니 나이 들면서도 우울하지 않은 상태를 바라는 것은 강물을 거슬러 오르는 일처럼 힘겨운 싸움입니다. 그렇기 때문에 행복하지 않다고 해서 잘못된 것은 아닙니다. 인생살이가 어느 정도는 우울할 수밖에 없다는 현실을 받아들이고 이만큼 버티고 참고 견디어 온 자신을 가끔은 칭찬도 해줍시다.

    우울의 근본적인 이유는 인간의 유한성 때문입니다. 바로 '내가 사라진다'는 점입니다. 나의 소멸을 극복하기 위해 인간은 끊임없이 새로운 탄생을 추구합니다. 이 환자의 경우에도 나의 젊음은 하루하루 소멸되어 갔지만 자식들을 열심히 키웠습니다. 그리고 손자라는 새로운 생명이 탄생했을 때는 굉장히 기뻤을 것입니다. 하지만 타자의 탄생이 나의 소멸을 근본적으로 막을 수는 없기 때문에 우울을 완전히 해결할 수는 없습니다.

인간의 마음에 완전한 만족은 없습니다. 이것은 꼭 탐욕 때문만은 아닙니다. 인간은 만물의 영장입니다. 인간보다 강하고 양적으로 우위에 있는 것이 있을 수 있습니다. 하지만 가치 판단에 있어서 주체가 되는 인간은 판단의 대상이 되는 외부세계의 어떤 것보다 우위에 있습니다. 그런 의미에서 눈앞에 펼쳐진 외부세계의 것들은 그것들을 평가하는 주체인 인간의 마음보다는 작다고 할 수 있습니다. 우리의 마음보다 작은 것에 의해 마음이 채워지고 만족될 수는 없습니다. 아무리 아름답고 웅장한 자연 풍광도 금세 싫증이 나고, 우리의 마음은 더 높이, 더 멀리, 더 새롭게를 외치며 별이 총총한 천체 너머까지 도달하지만 진정한 만족은 없습니다. 그렇기 때문에 인간은 초월을 꿈꾸고, 우리보다 더 큰 초월적인 존재와 연결됨으로써 영원성을 획득하고 진정한 만족을 얻으려 합니다.

스위스 정신의학자 칼 융은 말했습니다.

'삶의 중반기에 있는 나의 모든 환자들 가운데 인생에서 종교관을 발견하는 것이 최종적인 문제가 아니었던 사람은 한 사람도 없었다. 그의 종교관을 되찾

지 못한 사람은 그 누구도 진실로 치유되지 않았다고 말하는 것이 안전하다.'

여기서 말하는 종교관이란 자아 너머에 있는 그 어떤 존재와 연결되어 있다는 느낌을 갖는 것으로, 시간을 패배시키고 우리에게 영원의 일부를 느끼도록 허용하는 것입니다. 융은 각 사람은 '세계 혼(anima mundi)'과 연결되어 있다고 느끼지 않을 때 병이 든다고 했습니다. 인간은 자아를 초월하여 위대한 실재와 연결되는 방법을 잃어버렸고, 단지 물질이 되어 소외되었습니다. 이러한 고립감, 외로움, 단절감을 극복하기 위해 융이 말한 것처럼 일상에서 인간의 활동과 사고 너머 '거기에' 무엇이 있다는 느낌을 촉진시키는 연습을 해나가야 할 것입니다. 그 시작은 자연을 묵상하는 것이 될 수도 있고, 꿈을 해석하는 것일 수도 있고, 명상이나 기도가 될 수도 있을 것입니다.

Q. 3일 밤을 샜더니 너무 힘들다, 그러면 대양병인가요?

한 사람의 병을 만드는 일관된 행동 패턴이 있습니다. 하루 이틀 과로했다고 해서 대양병이 아니라는 것입니다. 습성상, 일만 보면 못 견디고 참지를 못 하고 꼭 당장 해결해야 하는 분이 있습니다. 여기저기 약속도 많이 합니다. 그런 사람을 오랜 세월을 관찰해봤더니 너무 과잉된 활동이 있어서 병으로 나타난 것, 이것이 대양병입니다. 평소에 과잉 활동이 없는 사람이 갑자기 3일 밤 야근으로 밤을 샜다고 해서 대양병은 아닙니다.

의사는 병을 만드는 일관된 행동 패턴을 찾아내기 위해 환자와 깊은 대화를 통해 질병 발생 당시의 상황을 시뮬레이션 하듯 재구성해야 합니다. 의사가 모든 환자를 장시간 관찰할 수는 없기 때문입니다.

2

가슴의 응어리
분노형(대양병 결흉)

大陽病結胸
대 양 병 결 흉

"가슴에 있는 응어리가 질병을 야기한다."

대양병 결흉은 낮(陽) 동안 과도한 활동(大)으로 인해 병이 된 상태에서 다시 가슴에(胸) 응어리가 맺히는(結) 현상이 원인이 되어 질병이 발생하는 패턴을 말합니다.

결흉은 말 그대로 가슴에 상처, 트라우마가 풀리지 않고 맺힌 것입니다. 결흉은 대양병에서 시작합니다. 원래는 누구보다 잘하고 싶고 뛰어나고 싶어서 승부욕을 발휘하여 무리한 활동을 합니다. 하지만 현실에 부딪혀 성취가 좌절될 경우 자존심이 상하면서 패배감, 좌절감 등 가슴에 상처가 맺히게 됩니다. 또한 상대방에게 무시를 당했거나 억울한 일을 당했을 때 분노를 표출하지 못하고 적개심, 억울함을 가슴에 차곡차곡 쌓이면서 응어리가 맺혀 질병이 발생합니다.

〈제강〉

大陽病, 脈浮而動數, … 醫反下之, 動數變遲, 脇內拒痛, 短氣躁煩,

心中懊憹, 陽氣內陷, 心下因鞭, 則爲結胸.

(대양병, 맥부이동삭, … 의반하지, 동삭변지, 협내거통, 단기조번,

심중오뇌, 양기내함, 심하인경, 칙위결흉.)

〈임상적 해설〉

- 낮에 과도하게 행위를 하여 병이 된 경우에[大陽病]

- 움직임이 넘치고 행동이 부산하고 산만하며[脈浮而動數]

- 치료를 하여 오히려 조절이 되면[醫反下之]

- 행동이 부산하고 산만하던 것이 무겁고 느리게 행동이 변하며[動數變遲]

- 옆구리 안쪽이 극도로 아프고[脇內拒痛],

- 짧게 숨을 쉬면서 답답해하고 조급하고 안절부절못하며 짜증을 낸다
  [短氣躁煩].

- 내면의 감정을 표출하지 못하여 마음속에 항상 고통과 걱정을 품게 되며
  [心中懊憹]

- 따뜻한 낮에도 숨이 막혀 답답해서 실내에 은둔하게 되며[陽氣內陷]

- 가슴 아래에 어떠한 원인으로 인해 단단해지며 소화 장애가 오는 것은
  [心下因鞕]

- 가슴에 응어리가 맺힌 것으로 즉, 결흉이다[則爲結胸].

〈동기이론〉

결흉은 본래 누구보다 잘하고 싶고 뛰어나고 싶어서 경쟁심과 승부욕을 발휘하여 적극적으로 과잉된 활동을 했으나, 성취가 좌절되어 가슴에 트라우마, 상처가 맺혀서 질병이 발생하는 것입니다. 이런 트라우마로 인해 사랑을 쟁취하거나 사람들과 함께 하고픈 사랑 및 소속 욕구가 좌절되고, 공포와 두려움이 가슴에 내재 되어 점점 근심과 걱정으로 변합니다.

자기가 무시당하고 거절당한 것으로 느껴 굴욕감과 모욕감을 느끼게 됩니다. 점점 피해의식으로 빠져들면서 스스로 자기를 비하하거나 자책합니다. 피해의식으로 내면의 감정을 표출하지 못하고 사람들과의 관계도 기피하고 바깥 활동을 꺼리며 일반적인 사회생활도 거부합니다. 과거의 상처를 가슴에 담고서 풀어내지 못하고 곱씹으면서 인내하고 버티지만 내면에서 억울함으로 응어리가 맺히게 됩니다. 결국 결흉병은 사랑 및 소속 욕구가 충족되지 못하여 자존감이 낮아져 자기 존중 욕구가 좌절되거나 저지되어 위협으로 다가올 때 질병이 발생합니다.

〈환자 체크 포인트〉

• 사람들에게 억울한 일을 당하여 가슴에 응어리가 쌓여서 질병이 발생했는가?

• 사람들에게 무시당하여 자존심이 상하여 가슴에 상처가 될 때 질병이 발생했는가?

• 가슴에 쌓인 감정을 표출하지 못하면 명치 부위가 막히거나 단단해지거나 자주 체하는 경우가 있는가?

I am your Father, 아버지의 이름으로

20세기 프랑스를 대표하는 지식인 사르트르는 두 살 때 아버지를 잃었지만, 아버지 없이 자란 어린 시절이 오히려 축복이었다고 말한 적이 있습니다.

'좋은 아버지란 이 세상에 존재하지 않는다. 만일 나의 아버지가 오래 살았다면, 그는 나의 머리 위에 군림하며 나를 억압하고 있었으리라.'

그는 심지어 '아들을 위해서는 아버지가 빨리 죽어주는 것이 가장 잘하는 일'이라고까지 이야기했습니다. 아버지라는 존재가 상징하는 전통과 권위로부터 자유로웠기에 이 세상 어떤 것도 사르트르의 생각이나 행동을 억누르거나 옭아맬 수 없었습니다. 그는 스스로 자랑스럽게 여긴 이 특권을 맘껏 누렸고, 철학과 문학, 예술, 정치 등의 영역에서 종횡무진하며 자유로운 사상을 전개했습니다.

프로이트가 제시한 오이디푸스 콤플렉스는 아들이 동성인 아버지에게는 적대적이지만 이성인 어머니에게는 호의적이며 무의식적으로 성(性)적 애착을 가지는 복합감정입니다. 아이에게 있어서 어머니는 처음으로 자각하는 이성이며, 아버지는 첫 번째 경쟁자가 됩니다. 아이는 어머니의 사랑을 쟁취하기 위해 아버지와 같은 위치에 서고 싶어 합니다.

그러나 자신보다 몸집도 크고 절대적인 존재인 아버지에게 열등감과 좌절감을 느낄 뿐입니다. 위협을 느낀 아이는 어머니에 대한 독점욕을 양보하고 아버지라는 존재를 수용함으로써 타협합니다. 이 타협으로 오이디푸스 콤플렉스는 극복되고 부모의 인정을 받는 사회 구성원의 하나로 거듭나게 됩니다.

너무도 유명한 오이디푸스 콤플렉스로 설명하지 않더라도 아버지와 아들은 미묘한 경쟁 관계입니다. 많은 신화와 문학은 아버지 살해의 구조를 내포하고 있습니다. 그만큼 아버지는 아들에게 선망의 대상인 동시에 증오의 대상입니다. 아들은 다른 누구보다 아버지의 인정을 갈구하지만 동시에 아버지가 상징하는 낡은 세계를 무너뜨리고 그것을 뛰어넘어 자신만의 힘으로 무언가를 이루고 싶어합니다. 아버지에게 인정받고 싶은 욕구가 큰 만큼 좌절되었을 때 적개심과 분노로 변하기 쉽습니다.

잔뜩 화난 얼굴을 한 40대 초반 남성 한 분이 한의원에 내원했습니다. 온몸에서 'Don't touch me'의 아우라를 뿜어내고 있었습니다. 살짝 건드리면 금방이라도 활화산처럼 폭발할 것 같은 기세였습니다.

진료실에서도 공격적인 태도로 노려보며 질문에는 시비를 거는 듯한 말투로 대답했습니다. 그는 늘 명치끝에 무언가가 쌓인 것처럼 꽉 막혀서 답답해 견딜 수가 없었습니다. 무슨 일을 하든지 잔뜩 긴장하여 어깨에 힘이 들어가 있었고 심할 때는 턱관절까지 굳어버렸습니다. 작은 일에도 크게 화를 내며 분노를 조절할 수 없었습니다.

그에게 분노조절장애가 발생한 원인을 찾아내기 위해서 유년 시절로 거슬러 올라가 보았습니다.

어릴 때부터 부모님의 불화가 심했습니다. 어린 시절을 생각하면 그릇 깨지는 소리, 물건 던지는 소리, 부모님이 싸우는 소리가 자동으로 연상되었습니다. 아버지는 어머니를 폭행했고, 그럴 때면 이불 속에서 공포감에 벌벌 떨었습니다.

아버지는 강압적이고 가부장적인 분이었습니다. 집안 분위기가 말도 편하게 하지 못하고 무엇이든 꾹 참아야 하는 분위기였습니다. 아버지에 대한 분노와 적개심이 차곡차곡 쌓였지만 표출하지 못하고 계속 참아야 했습니다. 언젠가 어른이 되면 아버지에게 복수를 해야겠다고 다짐했습니다. 그러던 중 8년 전 아버지가 뇌출혈로 갑자기 돌아가셨습니다. 복수의 날만을 꿈꿔왔는데 응어리를 풀어볼 기회도 없이 복수의 대상이 사라진 것이 너무 허무하고 억울했습니다. 분노와 적개심을 풀 방법이 없었습니다. 어머니도 한심하게 느껴졌습니다. 이제는 어머니가 기분 나쁜 소리를 하면 어머니를 폭행하게 되었습니다.

대학을 졸업한 후 로스쿨에 진학했습니다. 그 후 변호사 시험에 응시했지만 합격하지 못했습니다. 어렸을 때부터 되는 일이 하나도 없는 것 같았습니다. 이런 집구석에 태어난 것이 잘못되었고, 이런 불합리한 제도가 있는 나라에 태어나서 뜻을 펼쳐보지 못하는 것이 너무나 억울했습니다. 그때부터 가슴 아래 명치가 꽉 막힌 것처럼 답답하고 숨이 잘 쉬어지지 않았습니다. 몸은 항상 긴장되어 뒷목과 어깨가 돌처럼 굳었고 심하면 턱관절까지 딱딱하게 굳어버렸습니다. 조그만 일에도 화가 나서 감정을 주체할 수 없었습니다.

이 환자에게 분노조절장애가 온 원인은 오랜 세월에 걸쳐 가슴에 쌓인 적개심과 억울함을 풀지 못한 것입니다.

결흉은 가슴의 상처, 나쁜 기억인 트라우마가 풀리지 않고 맺혀서 질병이 발생하는 패턴입니다. 결흉은 본래 누구보다 잘하고 싶고 뛰어나고 싶어서 모든 일에 열심과 최선을 다했으나, 성취가 좌절되어 가슴에 상처가 맺히면서 생깁니다. 또한 억울한 일을 당했으나 억울함과 분노를 표출하지 못하고(心中懊憹), 가슴에 응어리가 맺히고 피해의식이 쌓이면서 발생합니다. 주변 사람들에게 무시를 당하여 자존심이 상한 사람, 뜻을 이루려 했으나 좌절되어 피해의식에 빠진 사람, 억울함과 배신감으로 두려움과 적개심을 품고서 대외활동을 잘하지 못하는 우울증, 조울증, 분노조절장애 환자들이 결흉에 속합니다.

앞의 환자는 결흉에 속하고 늘 명치 부위가 답답하고 속이 더부룩한 점(滿而不痛者)으로 보아 결흉 149조 반하사심탕을 처방했습니다. 반하사심탕을 복용하면서 2주 간격으로 결흉 맞춤형 기저 심리 치료를 병행해나간 결과, 가슴에 응어리가 맺혀 답답한 현상이 서서히 사라지기 시작했습니다.

예전 일들이 마치 영화의 한 장면처럼 지나갔고 마음이 누그러지는 것 같았습니다. 그전에는 외부세계가 눈에 들어오지 않았었는데 몇 년 만에 처음으로 봄이 와서 주변이 초록색으로 변한 것과 꽃이 눈에 들어오기 시작했습니다. 아버지에 대한 마음도 분노와 억울함에서 화해하지 못한 아쉬움으로 변했습니다. 어머니에 대한 양가감정도 승화되어 미움에서 고생을 많이 한 것에 대한 연민으로 변화되었습니다. 변호사 시험장소에 가도 크게 동요되지 않았고, 차가 막힐 때에도 예전처럼 화가 나지 않았습니다. 변호사 시험 대신 다른 시험을 준비하기로 마음먹었습니다.

이 환자는 오랜 시간 분노와 적개심, 억울함, 피해의식이 쌓여 몸과 마음의 항상성이 깨져버렸습니다. 병든 몸에서 보내는 이상 신호인 '결흉'을 찾아내 맞춤 처방을 투여하자 몸과 마음이 정상으로 돌아오면서 결흉이 사라졌고, 자연스럽게 분노조절장애가 치료되었습니다.

　살아가면서 부모님에게 상처 한 번 안 받아본 자녀는 없을 것입니다. 그도 그럴 것이 부모학 박사학위를 따고 부모가 된 것이 아니기 때문입니다. 준비 없이 덜컥 부모가 되다 보니 부족한 점들이 있을 것입니다. 부모가 진심으로 '미안하다' 한마디 사과만 해도 자녀들의 마음속의 분노가 눈 녹듯 사라져 화해하는 경우를 많이 보았습니다. 그러나 가깝고 소중한 사이일수록 이상한 자존심 때문에 그 한마디가 너무 어려운 것 같습니다.

　일본 애니메이션의 거장 미야자키 하야오 감독의 일화가 있습니다.

　그의 아들 미야자키 고로는 어릴 때부터 하야오 감독의 아들이란 타이틀에 늘 부담을 가졌다고 합니다. 그는 '미야자키 하야오의 아들로 사는 기분이 어떤지 아십니까?'라고 말하며 그 심정을 토로하기도 했습니다. 그는 자신의 인생이 아버지의 길을 뒤따라가게 되는 것이 마음이 내키지 않아서 애니메이션 분야가 아니라 정원을 다듬는 일을 선택했다고 합니다. 그러나 그는 우여곡절 끝에 스튜디오 지브리에 참여하게 됩니다. 하야오 감독은 아들의 첫 영화 시사회 도중 자리를 박차고 나가버립니다. 평소 작품을 통해 소외되고 사라져가는 약자들에 대한 따뜻한 시선을 견지했던 하야오 감독은 아들에게만은 냉정했습니다. 정글 같은 세상에서 아들을 훈련시키기 위한 더 큰 사랑이겠지요. 사랑이 적당하면 조절하기 쉬울 텐데 사랑이 너무 넘치다 보니 강약 조절이 힘들게 됩니다. 그래서 마음과는 다른 언행을 하게 되고 자식들은 이를 오해하고 방황할 수 있습니다.

'사랑합니다, 고객님.' 사랑이란 말이 점점 의미를 잃어가고 공중에 흩어지는 상투적인 울림이 되어가고 있습니다. 그러나 여전히 '사랑합니다.'라고 정확하게 언어로 표현하는 것은 매우 중요합니다. 먼 사이에서는 스스럼없이 내뱉는 사랑이란 말이 '가족끼리 왜 이래?' 가족에게 하기는 민망한 면이 있습니다. 한편으로는 언어로 담을 수 없는 감정의 깊이 때문에 표현하기 어렵기도 합니다. 하지만 부모님들은 용기를 내어 사랑을 언어로 분명하게 표현해야 합니다. 자식들을 자신들의 대리만족을 충족시켜줄 아바타로 보는 게 아니라, 있는 그대로 인정해주고 받아들여주어야 합니다. 자식들 또한 나이든 부모님이 답답하고 못마땅할 때도 있겠지만 결국 위기의 순간에 나를 위해 불구덩이에 뛰어들 수 있는 분들은 저분들밖에 없다는 사실을 깨닫고 감사해야 할 것입니다.

직장생활의 어려움
: 아프니까 청춘이고, 참으니까 어른이다

'아프니까 청춘이다!'

아픔이 청춘의 전유물이라면 좋겠다고 생각할 때가 있습니다. 청춘을 지나 어른이 되어 아무렇지 않은 표정으로 태연한 척 살아가고 있지만 여전히 아플 때가 있기 때문입니다.

'참으니까 어른이다.'

나이는 숫자에 불과한 것이 아니라 대나무의 마디처럼 고통과 인내로 형성 된 지지대입니다. 넘어지고 어긋나려 할 때 곧게 잡아주어 우리를 지탱해줍니 다. 어느새 나이는 먹을 대로 먹었지만 내면의 성숙이 외부의 시간을 쫓아가지 못한 모양입니다. 아직도 마음속에 웅크리고 있는 철없는 어린 아이가 갑자기 튀어나와 자기 연민에 서러워 펑펑 울고 싶어질 때가 있습니다. 이런 순간 나이는 넘실거리는 감정의 파도가 넘쳐흐르지 못하도록 막아주는 방파제 노릇을 톡톡히 합니다.

'나이가 몇인데!'

우리는 나이라는 투명하고 견고한 지팡이에 의지해 감정을 누르고 지루하게 반복되는 일상의 무게를 묵묵히 짊어지고 뚜벅뚜벅 전진해나갑니다. 어른을 아프게 하는 것 중 하나로 직장생활의 어려움을 들 수 있습니다. 직장생활의 어려움은 크게 업무적인 부분과 인간관계로 나눌 수 있습니다.

업무적인 부분에 있어서 초창기에는 주로 과도한 업무량 때문에 힘이 듭니다. '세상은 기계 같은 사람을 원하지 않는다. 기계를 원한다.' 일은 서툰데 여기저기서 일이 몰립니다. 이렇게 과도한 업무에 시달리다 보면 직장에 매몰되어 시야가 좁아져 직장을 세상의 전부인 양 착각하게 됩니다. 직계상사가 염라대왕보다 더 무서운 존재로 느껴질 때가 있습니다. 직장을 조금만 벗어나면 전혀 다른 가치관으로 살아가는 다양한 사람들이 있고, 여전히 여수 밤바다에는 잔잔한 파도가 일렁이고 있는데도 말입니다.

밤을 새워 해도 완수하지 못하는 업무가 주어질 때는 막막하고, 시작도 하기 전에 방대한 양에 기가 질려 주저앉아버리고 맙니다. 상사도 과도한 일을 시킬 때에는, 자신도 과거에 그 일을 해봤기 때문에 어느 정도는 완수하지 못할 것이라는 것을 전제하고 있습니다. 눈앞의 일에 압도되어 지레 겁을 먹고 후회할 선택을 할 것이 아니라, 성의는 보이되 눈 한 번 질끈 감고 깨지는 것을 각오하는 편이 나을 것입니다. 자신의 능력에 버거운 일이 지속적으로 주어지는 것은 분명 큰 스트레스이지만 능력 안에서 충분히 해낼 수 있는 분량만을 처리해서는 성장할 수가 없습니다. 과도한 업무를 처리해나가는 과정에서 한 단계 도약하고 업무수행능력이 크게 발전하기 때문에 대부분의 직장은 신입시절 고된 트레이닝 기간을 정해놓고 있습니다. 사회 초년생의 경우 너무 완벽하게 잘하려고 애쓰지 않아도 됩니다. 그냥 이 기간을 버텨내는 것만도 기특하다고 스스로를 다독이며 참아내야 합니다. 그 기간을 마치고 나면 부쩍 성장한 자신을 볼 수 있을 것입니다.

시간이 흘러 어느 정도 업무에 익숙해지면 그때부터는 반복되는 업무 때문에 매너리즘에 빠집니다. 직업을 통해 자아실현을 한다는데 막상 시작한 직장생활은 지루하기 짝이 없고 어떤 의미도 발견하기 힘듭니다. 냉정하게 말해서 직장생활을 하는 가장 큰 이유는 돈을 벌기 위해서입니다. 아테네의 시민들처럼 경제적 여유가 충분하다면 그 시간을 철학하는 데 쓸 수도 있을 것입니다. 하지만 우리 대부분은 그런 여유가 없고, 자본주의 사회에서 살아가기 위해서는 돈이 필요하기 때문에 하고 싶은 일을 하는 대신 고통을 수반하는 직장 일을 참고 하는 것입니다.

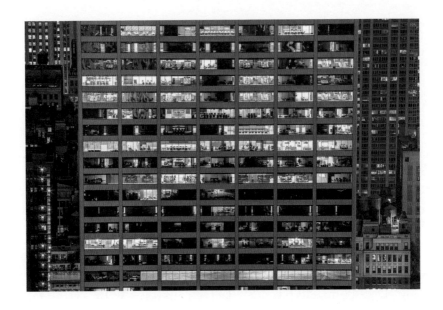

생계를 위해 돈을 버는 것은 결코 하찮거나 우스운 일이 아닙니다. 인간의 생존은 어떤 형이상학이나 명분보다 앞섭니다. 스스로 자신의 생계를 책임진다는 것은 자아실현보다 앞선 문제임과 동시에 어른이 되는 조건입니다. 직장이 무슨 자선단체도 아니고 처음부터 신출내기의 입맛에 딱 맞는 일이 어디 있고, 신입직원의 자아실현을 돕기 위해 두 팔 벌리고 환영하는 곳이 어디 있겠습니까?

직장은 자아실현을 하는 곳이 아니고, 오히려 직장을 실현시키기 위해 자아의 시간을 할애하는 대가로 돈을 지불해주는 곳입니다. 부모님이 하루에도 몇 번씩 가슴에 품고 다니는 사직서를 만지작거리며 자존심을 구겨가면서 참고 일하기 때문에 자식들은 마음 편히 생활할 수 있습니다.

돈을 버는 것이 쉽지 않은 일인 만큼 대부분의 업무는 하기 싫은 일들입니다. 하고 싶었던 일도 막상 직업이 되어 강제성을 띠게 되면 하기 싫어집니다. 따라서 당장 의미를 찾지 못하더라도 월급날을 고대하며 성실하게 해나가다 보면, 노하우도 생기고 재미와 보람, 성취감을 느낄 수 있을 것입니다.

많은 분들이 직장생활을 힘들게 하는 이유로 인간관계를 꼽습니다. 직장은 다양한 사람들이 모여 한 공간에서 긴 시간을 함께 보내는 곳으로, 다양한 가치관이 공존합니다. 그중 조직을 우선시 하는 세력과 개인을 우선시하는 세력은 종종 마찰을 일으킵니다. 회식 자리는 삼겹살 굽고 탬버린 흔드는 자리가 아니라, 거대한 두 가치관이 충돌하는 소리 없는 전쟁터입니다.

조직을 우선시하는 그룹은 직장 일을 1순위로 여기고, 동료들끼리 업무 외에도 끈끈한 인간관계를 맺기 원합니다. 이 그룹은, 자신들은 젊은 시절 윗사람에게 충성을 다하고 그들을 깍듯하게 모셨는데, 요즘 젊은 세대는 자신들을 그렇게 대접하지 않는 것을 못마땅하게 여깁니다. 과거에는 평생직장이 있어서 직장의 목표가 나의 목표가 될 수 있었고, 한번 부장님은 퇴직해도 부장님이었습니다. 하지만 지금은 10년 근속도 흔하지 않습니다. 계약이 끝나는 순간 인간관계도 끝납니다. 또한 전체를 중시하며 하나의 목표하에 일사분란하게 움직였던 사회 분위기는 이제 개인과 가정을 중시하고 다양성을 인정하는 분위기로 전환되고 있습니다. 따라서 이 그룹에 속하는 분들은 시대가 많이 바뀌었다는 것을 인정하고 변화를 받아들여야 합니다. 반면 주로 젊은 세대로 구성된 그룹은 직장보다는 개인을 우선시합니다. 이들은 공과 사를 명확하게 구분하고, 공적 업무는 똑부러지게 하되 사적인 인간관계는 직장 내에서가 아닌 동호회에서 맺으려 합니다. 합리적인 면이 있지만 인간이란 존재는 100% 합리적이지 못하고 공과 사가 두부 자르듯이 명확하게 떨어지는 것도 아닙니다.

앞으로 우리 사회도 자연스럽게 개인과 계약이 우선시되는 사회로 진입하겠지만 아직은 전체와 인간 사이의 온정을 중시하는 문화가 남아 있습니다. 함께 모여 일하는데 아무런 친목도 없이 컴퓨터만 들여다보며 업무만 딱딱 수행한다면 그것은 일 기계들의 집단일 것입니다. 직장상사는 말귀가 통하지 않아 개선의 여지가 전혀 없는 꼰대가 아니라, 일에만 매달릴 수밖에 없어 가정에 일찍 들어가도 서먹하여 오히려 직장이 편한 아버지 세대, 큰 형님 세대의 단면으로 볼 수 있습니다. 그들은 인생을 더 오래 살아온 선배이고 상사이니 의견이 다를 때에는 우선 존중하고 따르며 녹아들려고 노력하는 것이 예의일 것입니다. 직장 내 인간관계가 힘든 이유는 100% 사적인 관계도, 100% 공적인 관계도 아닌 중간 지점의 애매한 관계이기 때문입니다. 그 안에서 시행착오를 거치며 적정한 거리를 찾아가야 할 것입니다.

20대 여자 환자 한 분이 우울증으로 내원했습니다.

대학 졸업 후 간호사 생활을 시작하면서 사회적으로 이슈화되었던 '태움' 때문에 우울증이 왔습니다. 3교대로 근무하면서 업무량이 많아 몸이 힘들었습니다. 선배들에게 괴롭힘을 당했지만 부당함을 표현하지 못했고 가슴이 답답하여 죽고 싶다는 생각을 자주 했습니다.

동기들은 다들 일을 잘하는 것 같았고 혼자서 속으로 열등감을 느꼈습니다. 점점 대인관계가 힘들어지면서 혼자 지내게 되었고 혼자서 술을 마시는 시간이 많아졌습니다. 술을 마시면 우울한 마음이 조금 사라지는 것 같아 점점 알코올에 의존하게 되었습니다. 3년 동안 선배들의 괴롭힘에 대항하지 못하고 꾹꾹 참으며 가슴 속에 억울함과 적개심이 차곡차곡 쌓이게 되었습니다. 과도한 업무에 심리적 스트레스까지 겹쳐 감정 기복이 심해지고 명치 부위가 꽉 막힌 듯이 갑갑해졌습니다.

초등학생 시절, 아버지가 도박으로 가산을 탕진하여 지방에서 서울로 도망치듯 피신했습니다. 불우한 유년 시절을 보냈고 그때부터 아버지를 원망하고 적개심을 키워왔습니다. 삼 남매 중 둘째로, 항상 양보하며 피해의식과 억울함을 가슴에 담고 살아왔습니다.

환자의 이야기를 가만히 들어보니 얼마나 힘들었을지 짐작이 가고도 남았습니다. 환자에게 우울증이 발생한 원인은 유년 시절부터 적개심, 억울함을 참아오던 상태에서 선배 간호사의 괴롭힘에 분노를 표출하지 못하고 또다시 참으면서 억울함이 가슴에 더 쌓인 것입니다.

결흉은 낮에 과도한 활동을 하여 몸에 무리가 간 상태에서, 사람들에게 억울한 일을 당하여 가슴에 응어리가 쌓이거나, 무시당하여 자존심이 상하여 질병이 발생하는 패턴을 말합니다. 결흉 환자들은 감정을 표출하지 못하면 명치 부위가 꽉 막히는 것 같고 단단해지고 아프며, 스트레스를 받으면 자주 체하게 됩니다.

〈상한론〉의 치료 목표는 단순히 증상을 없애는 것이 아니라 몸과 마음의 항상성을 정상으로 회복시키는 것입니다. 항상성을 회복하면 곁가지 같은 증상들은 모두 사라집니다. 항상성이 깨진 몸과 마음에는 이상 신호가 나타납니다. 가슴이 심하게 두근거린다거나, 손발이 떨린다거나, 어지러워 쓰러질 것 같다거나 하는 현상들은 모두 우리 몸이 보내는 이상 신호입니다.

처방을 투여하기 위해 환자의 몸에서 나타난 이상 신호를 진찰했습니다. 환자에게는 분노를 참을 때 호흡이 가빠지고 안절부절못하고 짜증이 나는 점(短氣躁煩), 내면의 감정을 표출하지 못하고 간직하면서 가슴이 답답해진 점(心中懊憹), 대인을 기피하고 혼자 있으려고 하면서(陽氣內陷), 가슴 아래가 단단해지고 소화장애가 오는 점(心下因鞭) 등의 이상 신호가 나타났습니다. 이에 결흉 134조 대함흉탕(大陷胸湯)을 처방했습니다. 서서히 상기한 이상 신호가 사라지면서 자연스럽게 우울증이 치료되었습니다.

인생에서 가장 중요한 것은 시간입니다. 우리는 하루 중 많은 시간을 직장에서 보냅니다. 그 긴 시간을 단지 퇴근 후에 쓸 돈을 번다는 생각으로 억지로 참고 일하며 보내는 것은 너무 아까운 일입니다. 돈을 벌기 위해 직장생활을 하고 있지만, 직장에서 일하는 동안에는 돈을 벌기 위해 일한다는 생각을 깡그리 지워버려야 합니다. 의식적으로 직장에서의 시간을 즐겁게 보내고 보람을 찾으려 노력해야 합니다. 지구 평화까지는 지키지 않아도 좋으니 오늘 하루 내가 만나는 사람들에게 감사하고 동료들의 안색을 살피고 배려해야 할 것입니다.

하루하루가 마치 습자지로 옮겨놓은 듯이 어제와 똑같이 느껴질 때가 있습니다. 하지만 그 하루가 쌓여 인생이 됩니다. 하루하루 반복하면서 만들어지는 미세한 변화는 우리를 다듬고 숙련시켜 어느새 내공이라고 부를 수 있는 내용들을 축적해나갈 것입니다.

의미(logo)를 넘어 믿음(faith)으로

『죽음의 수용소에서』로 유명한 정신과 의사 빅터 프랭클은 아우슈비츠 수용
소에서의 경험을 토대로 의미치료(logotherapy)를 창안했습니다. 그는 다른 조건
들이 같다면 미래에 충족될 의미를 지향하는 사람들이 가장 먼저 살아남는다
는 것을 밝혀내면서, 의미의 추구를 강조했고, 실존적인 공허감을 문제의 핵심
으로 보았습니다.

우리를 힘들게 하는 것은 무엇입니까? 딱히 하고 싶은 일도 없고 되고 싶은
꿈이나 목표도 없는데, 하루하루 밀려드는 시간을 채우고, 그저 살아나가야 하
므로 무의미하게 느껴지는 하기 싫은 일들을 억지로 떠밀려 해야 한다는 점입
니다. 아무리 힘들고 괴로워도 흔들 수 있는 깃발이 있는 사람은 무기력에 빠
지는 대신 역경을 딛고 일어섭니다. 프랭클 박사의 경우에도 아내를 다시 만나
야겠다는 생각과 '의료성직자'로서 저술을 완성해야 한다는 강력한 삶의 의미
가 있었기 때문에 극한의 상황에서도 살아남을 수 있었습니다.

우리 모두 인생의 의미를 깨닫고 무기력에서 벗어나면 좋겠지만 쉽지만은 않습니다. 어떤 물건의 용도는 그 물건을 만든 사람이 가장 정확하게 알 수 있습니다. 그러나 우리는 스스로를 창조하지 않았습니다. 우리의 의지, 동의와는 무관하게 영문도 모른 채 어느 날 갑자기 세상에 던져진 존재인데, '나 사용설명서'를 어떻게 알 수 있겠습니까?

더구나 우리가 처해 있는 상황이 좋지 않습니다. 잠시 한적한 곳에 떨어져 숨을 고르고 마음을 가라앉히고, 인생과 세계의 의미에 대해 깊이 있게 생각할 수 있는 사회적 분위기가 조성되어 있으면 좋으련만, 빠르게 변화하는 사회에 적응하기 위해 정해진 스케줄에 따라 움직이다 보면 생각이란 것을 할 겨를도 없이 관성으로 살아가게 됩니다. 스스로 의미를 생각하기보다 다른 사람들이 의미 있다고 여기는 헛된 꿈을 좇으며 그것을 좋아하는 것처럼 연기하는 삶은 피곤합니다.

무기력, 학습장애로 내원하는 학생들은 꿈이 없다고 합니다. 장래희망도 없고, 하고 싶은 일도 없고 그저 스마트폰과 게임만 실컷 할 수 있다면 그것으로 만족한다고 합니다. 그럴 때 보면 먹이사슬의 최상위 단계에 무기물이 존재하는 것 같습니다. 마치 바이러스처럼, 시멘트, 철, 구리 같은 무기물들이 스스로는 조합할 수 없기 때문에 인간을 숙주로 삼아 인간의 마음을 지배하여 고층빌딩을 쌓게 하고, 자동차를 만들게 하고, 스마트폰을 조립하게 하는 것 같습니다. 우리는 하루하루 죽음을 향해 나아가고 추억은 흩어지는데 어째서 건물은 더 높아져가고 자동차 수는 늘어나는 것일까요? 일평생 아파트 평수를 늘리다 죽는다고 하는 우스갯소리가 있습니다. 그렇다면 인생의 최종승리자는 인간이 아닌 아파트를 구성하는 콘크리트 철물 덩어리일 것입니다.

인간은 의미를 추구하는 존재입니다. 그렇기 때문에 가끔 '나는 무의미하게 느껴지는 일은 못 하겠어.'라고 말하는 사람을 만나게 되는 것도 무리는 아닙니다. 하지만 제게 후회되는 일이 하나 있다면 10대, 20대 시절에 의미 없게 느껴졌던 일은 처음부터 시도조차 안 했던 점입니다.

하지만 조금 생각해보면 우리의 삶을 결정하는 중요한 요소들은 우리의 의지와는 상관없이 주어졌으며, 그 안에서 당장 큰 의미를 발견하기는 힘든 것들입니다.

대한민국에서 태어났으나 민족중흥의 역사적 사명을 띠고 이 땅에 태어난 것은 아닌 것 같습니다. 우리 부모님의 자식으로 태어났고 두 분은 내 삶에 큰 영향을 미쳤으나, 내가 꼭 우리 부모님의 자식으로 태어났어야만 하는 당위성이나 의미를 유추해내기는 어렵습니다.

인간의 감각과 경험, 직관은 한정되어 있기 때문에 자신이라는 작은 저울로 판단하여 의미가 있다고 여겨지는 일들만을 하겠다는 것은 어리석은 일입니다. 그것은 우리가 측정할 수 없는 거대한 영역들을 무의미라는 어둠 속으로 몰아넣는 일입니다. 또한 스스로 세계와 삶의 깊이, 자신의 가능성을 제한하는 것입니다. 지금 당장 내가 의미를 깨닫지 못한다고 해서 그 일이 무의미하거나 무가치한 것은 아닙니다.

빅터 프랭클의 말처럼 의미를 찾는 것은 중요하고, 인간의 본능적인 면입니다. 하지만 저는 의미보다 중요한 것은 믿음이라고 생각합니다. 현재로서는 "왜 내가 지금 이 순간 이 자리에 있고, 하필이면 그 많은 사람들 중에 나에게 이런 일들이 벌어졌을까?" 하는 것에 대한 답을 알 수도 없고, 완전히 받아들일 수도 없지만 '그 안에는 분명 중요한 의미가 있다'고 믿는 믿음 말입니다.

거창한 의미를 부여하며 시작한 일들도 시간이 지나면서 흐지부지 되는 경우도 있고, 반대로 당장은 의미를 알 수 없는 일이라 하더라도 묵묵히 지속해나가는 과정에서 숨겨진 의미를 발견하여 새로운 역사가 시작되는 경우도 많습니다.

소설 『동의보감』을 보면 허준이 한의사가 된 것은 '면천(免賤)', 즉 천함을 면하기 위해서였습니다. 한의사가 되어 병자를 고치고, 위대한 인류유산을 남기려고 시작한 것이 아니었습니다. 그저 면천을 위해서 물 긷기나 마당 쓸기 같은 잡일부터 성실하게 해나갔고, 그 과정에서 진정한 의미를 찾게 되었습니다.

모든 것이 무의미하게 느껴질 때 굳이 찾아지지도 않는 억지 의미를 쥐어 짜내려 애쓸 필요는 없습니다. 인생은 삼차 방정식이 아닙니다. 이해되고 납득되어야 풀 수 있는 것은 아닙니다. 게다가 의미를 찾는 것이 쉬운 것도 아닙니다. 그러니 의미찾기 강박증에 빠질 것이 아니라 평소 해오던 일이 있다면 그저 묵묵히 해나가고, 그러한 일이 없다면 작은 일이라도 시작해서 몰두해야 합니다. 의미가 없어서 못하는 것이 아니라, 처음부터 의미가 없다고 단정지은 일은 시작조차 안 하기 때문에 의미가 생길래야 생길 수가 없는 것입니다.

『나니아 연대기』의 작가 C. S. 루이스는 가면을 쓴 남자의 일화를 들었습니다. 얼굴이 못생긴 한 남자가 잘생긴 얼굴의 가면을 썼습니다. 그 후 그는 항상 자신을 미남이라고 믿으며 그에 걸맞게 행동했습니다. 시간이 흘러 가면을 벗었을 때 그는 정말로 미남이 되어 있었습니다.

이 일화처럼 당장은 의미를 알 수 없다 하더라도 '무슨 의미가 있겠지.'라고 믿으며 행동하기 시작하면 나중에는 정말로 중요한 의미를 발견하게 됩니다. 의미를 찾으려는 시도는 순수할 때도 있지만, 눈앞에 펼쳐진 초라해 보이는 일상적인 일들을 무의미하다고 매도하면서 그것들을 수행하는 데서 오는 고통을 회피하고자 하는 의도가 숨어 있을 때가 많습니다. 게으르고 하기 싫은 일을 피하기 위해 '의미를 못 찾겠어.'라고 핑계 대는 중2병과는 달리 우울증처럼 병적으로 삶의 의미를 잃어버리는 경우도 있습니다. 이런 경우에는 적절한 치료를 받아야 합니다.

34세 여자환자 한 분이 우울증과 피부질환으로 내원했습니다.

30세까지 면세점에서 근무하다 그만두고 의류사업을 시작했습니다. 처음에는 사업이 잘 되었지만 결국 실패하고 말았습니다. 다시 면세점에서 근무를 시작했습니다. 보란 듯이 성공하여 보여주려 했는데, 자존심이 무척 상했습니다. 주변 사람들이 무시하고 비아냥거리는 소리가 들렸습니다. 그래도 가슴에 꾹꾹 눌러 담으며 참고 일했습니다.

예전에는 매출신장에 최고의 능력가로 인정을 받았습니다. 하지만 다시 시작하면서 상사의 기대에 못 미치는 상황이 되자 불안, 초조해졌습니다. 쪼여오는 상사의 압박과 무시하는 말에 상처를 받고 위축되면서 우울감에 빠지기 시작했습니다. 자신감이 떨어지고 아무런 의욕도 생기지 않았습니다. 몸도 마음도 무거워지고 가슴이 답답했습니다. 우울증 환자는 사고의 흐름이 느려져 말이 느리고, 질문을 해도 작은 목소리로 간단하게 대답합니다. 행동이 느려지고 어떤 일을 시작하지 못하고 결단력도 없어지는 전형적인 정신운동의 지체가 이 환자에게서도 보였습니다. 주변사람들과 접촉하는 것도 두렵고 혼자 지내고 싶은 생각이 많아져 자주 칩거하게 되었습니다.

그때부터 얼굴과 전신 피부에 반점 같은 발진이 발생했고 번지기 시작했습니다. 약속 전날 뾰루지 하나만 나도 신경 쓰이는 게 여심인데, 피부 전체가 안 좋아지니 환자는 살아갈 의욕을 상실하고 말았습니다. 유년 시절의 이야기를 들어보니 아버지의 외도로 부모가 이혼을 했습니다. 아버지에 대한 원망과 어머니에 대한 연민으로 항상 가슴에 응어리를 담고 살아가고 있었습니다.

이 환자는 누구보다 잘하고 싶고 뛰어나고 싶어서 승부욕을 발휘하여 의류사업에 뛰어들었으나(太陽病) 사업 실패 후 주변의 시선을 의식하면서 자존심이 상했고, 가슴에 응어리가 맺혀 질병이 발생한 것으로 보아 결흉으로 진단했습니다. 진찰 결과, 실패 이후, 몸과 마음이 무거워 행동이 느려지고 무기력감에 빠진 점(動數變遲), 감정을 표출하지 못하고 꾹 참고(心中懊憹), 혼자 지내게 되며 칩거를 하게 된 점(陽氣內陷), 가슴 아래에 단단하게 뭉친 것이 있고 소화 장애가 발생한 점(心下因鞭)으로 보아 결흉 134조 대함흉탕(大陷胸湯)을 처방했습니다. 복용 후 점차 피부질환이 사라지면서 우울증이 치료되었습니다.

반복되는 일상이 지루하고 무의미하게 느껴질 때가 있습니다. 자우림의 〈일탈〉이란 노래 가사처럼 '신도림역 앞에서 스트립쇼를~' 하는 것보다 더 무서운 것은 그 난리를 부렸는데도 어김없이 내일은 내일의 태양이 떠오르고 또다시 일상이 시작된다는 사실일 것입니다. 이 세상은 끊임없는 반복으로 이루어져 있습니다. 아침에 일어나 이불을 개고 밥을 먹는 일부터 시작해서 모든 것이 반복입니다. 가장 창조적인 일로 간주되는 예술 활동도 그 이면에는 살인적인 연습량이 있습니다. 지루하고 긴 반복의 시간입니다. 고흐의 경우 하루 14시간의 그림 노동으로 인해 병이 악화될 정도였습니다.

어디 신나는 일, 재미있는 일 없을까 여기저기 기웃거리며 일탈을 꿈꾸기보다는 인생의 대부분을 차지하는 반복되고 평범한 일상을 소중히 여기고 성실하게 수행해나갈 때 참 의미를 찾을 수 있을 것입니다.

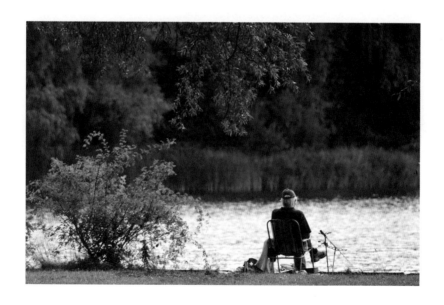

3

매사에 분명하려는 강박
편집강박형(양명병)

陽明病
양 명 병

"매사에 분명하게 하려는 강박증이 질병을 야기한다."

양명병은 모든 일을 분명하고 정확하게 하려는 성향으로 인해 질병이 발생하는 패턴을 말합니다.

〈제강〉

陽明之爲病, 胃家實是也. (양명지위병, 위가실시야.)

〈임상적 해설〉

- 명백하고 정확하게 하려는 행위가 점점 악화되어 병으로 된 상태에서
  [陽明之爲病]

- 스스로 만족하지 못하면 음식으로 위장에 가득 채우려고 하며[胃家實]

- 명백하고 정확하게 하는 것이 맞는지 반복적으로 확인한다[是也].

〈동기이론〉

　양명병은 자신만의 제한된 영역을 만들고 그 안에서 규칙과 공식을 동원하여 정확하고 분명하게 하려고 합니다. 매우 단정하고 규제된 질서 정연한 방식으로 스스로 만족할 때까지 정확하게 하려고 하나 충족되지 못할 때 질병이 발생합니다. 정확하게 하려는 자신의 기준이 옳다고 집착하게 되어 완벽함을 추구하는 동시에 완고하여 자신을 공식에 끼워 맞춰 통제하려는 것도 질병의 원인이 됩니다. 혹은 의심이 많아서 반복해서 확인하려 하는데 이는 강박 성향과 일치하며 이러한 행위가 좌절되면 질병이 발생합니다. 정확하고 분명하게 해야 마음이 편한 것은 상대적인 열등감에서 비롯됩니다. 자신이 부족하고 모자란다는 생각이 지배적입니다. 정확하고 분명하게 되어 있지 않으면 부족한 자신은 그 상황을 통제할 수 없다고 생각하기 때문에 두려움과 불안으로 자신만의 규칙, 공식을 동원하여 정확한 상태로 만들어 안전함을 느끼려는 욕구가 내면을 지배합니다. 이런 욕구가 충족되지 못하면 마음의 공허감으로 다가와 음식으로 채우려는 보상행위를 하게 됩니다. 결국 양명병은 세상으로부터 안전,

안정, 보호를 받고 두려움, 불안, 혼돈으로부터 해방되려고 하는 욕구가 지배적입니다. 자기만의 질서와 한계를 추구하여 강력한 안전과 보호 장치를 마련하고자 하는 안전욕구가 좌절되거나 충족되지 못하여 안전에 대한 위협으로 다가올 때 질병이 발생합니다.

〈환자 체크 포인트〉

- 모든 일을 분명하고 정확하게 하려고 하나 스스로 만족하지 못할 때 질병이 발생했는가?
- 자신이 정한 원칙이 맞다는 사실에 완고하게 집착하여 질병이 발생했는가?
- 스스로 안전함을 느끼지 못하면 불안과 두려움으로 의심이 늘어 반복적으로 확인했는가?
- 스스로 만족하지 못하면 공허감에 수시로 음식을 먹는 습관으로 인해 체중이 증가했는가?

〈에덴의 동쪽〉
형제자매, 영원한 동지이자 라이벌

성경에는 아담의 아들인 가인이 동생 아벨을 들에서 쳐죽이는 장면이 나옵니다. 가인은 동생에 대한 시기심을 참지 못하고 몹시 분노하여 동생을 살해하고 맙니다. 그리고 땅에서 쫓겨나 유리하며 에덴의 동쪽에 정착합니다. 인류 최초의 살인이 형제간에 일어났다는 것은 시사하는 바가 큽니다.

가인과 아벨의 이야기를 모티브로 이유 없는 반항의 아이콘 제임스 딘이 주연한 〈에덴의 동쪽〉이란 영화가 만들어졌습니다. 영화에는 아버지의 자랑거리인 큰아들과, 말썽꾸러기인 작은아들이 등장합니다. 작은아들은 형만을 바라보는 아버지에게 인정받기 위해 노력하지만 진심이 받아들여지지 않자 비뚤어지며 이야기가 전개됩니다.

형제자매는 가장 *끈끈한* 애착의 대상인 동시에 부모의 사랑과 인정을 놓고 경쟁하는 평생의 라이벌, 질투의 대상이기도 합니다.

인격 발달에 미치는 가족의 영향 중 '출생 순위'에 주목한 사람은 오스트리아의 정신의학자인 알프레드 아들러였습니다. 모든 아이는 가족 내에서 자신의 위치를 발견하고 소속감을 충족시키기 위해 노력합니다. 아이가 다른 가족 구성원에게 얼마나 영향을 미치며 또한 가족 구성원이 아이에게 어떻게 영향을 미치는가는 출생순위와 관련이 깊습니다.

흔히 첫째와 둘째 아이의 나이가 비슷하고 동성일 경우 〈에덴의 동쪽〉의 경우처럼 대체로 대조적인 성격을 나타냅니다. 딸 부잣집의 유일한 아들이라면 자신에 대해 특별하게 느낄 수 있습니다. 아버지가 가부장적이지 않다면 여성적인 분위기에서 성장했을 것입니다. 여자 형제가 없는 남자에 비해 여자들에 대해 속속들이 잘 알기 때문에 환상이 없고, 자신의 남성성을 지나치게 중요시할 수도 있습니다. 외동인 경우 모든 칭찬과 선물을 독차지하고 특별대우를 받았기 때문에 함께 나누는 것을 배우지 못했다거나 여러 사람과 함께 있는 것이 불편할 수 있습니다. 또한 부모의 기대와 관심을 한 몸에 받았기 때문에 잘해야 한다는 압박감을 느낄 수도 있습니다.

〈상한론〉은 환자와의 깊은 대화를 통해 병이 발생한 원인을 추적하여 치료합니다. 환자의 삶 속으로 함께 걸어 들어가보면 정신질환이 발생할 수밖에 없는 이유가 다 숨어 있습니다. 가족 분위기와 형제자매간의 관계는 한 사람의 인격 형성에 큰 영향을 미치고 정신질환을 발생하게 하는 원인이 되는 경우가 많습니다. 따라서 저는 진단과정에서 이를 중요하게 다룹니다.

　170cm의 키에 100kg이 넘는 거구의 20대 남성이 내원했습니다. 그는 조현병으로 진단 받고 약물치료를 받았으나 전혀 호전이 없었습니다. 질병이 발생한 원인을 찾기 위해 질병이 최초로 발생한 시기로 거슬러 올라갔습니다. 조현병의 조짐이 처음으로 보이기 시작한 것은 중학교 때였습니다. 환자는 항상 공부를 못하는 것에 대한 열등감에 시달렸습니다. 그러던 중 유일하게 친한 친구 그룹에게도 왕따를 당하고 말았습니다. 믿었던 친구들에게마저 따돌림을 당하면서 열등감이 더욱 심해지고 많이 불안하고 두려웠습니다.

　하지만 이런 상황을 아무에게도 말하지 못하고 꾹 참았습니다. 불안하고 두려울 때마다 마음속에 왠지 모를 갈증과 허기가 차올라 콜라와 음식을 폭식하게 되었습니다. 그럭저럭 중고등학교를 마치고 대학에 진학하게 되었습니다. 공과대학에 입학했지만 매일 강박적으로 하루 일과에 대한 계획을 짜고 또 짜는 행위를 반복했습니다. 도저히 학업을 진행할 수가 없어서 휴학을 했습니다. 집에 있으면서도 왠지 모를 갈증과 허기가 차서 하루 종일 콜라와 음료수를 벌컥벌컥 마시고 폭식을 했습니다. 그렇다 보니 체중이 점점 증가하여 100kg 이상이 되었습니다. 외모에 대한 콤플렉스까지 겹치면서 대인관계에 어려움을 겪었으며, 자신감을 상실하고 점점 은둔생활에 빠져들었습니다. 집에만 있다 보니 게임에 몰두하게 되었고 현실세계와 게임이 분간이 안 되면서 망상이 생겨났습니다. 환청이 들리고 혼자 중얼중얼거리기도 했습니다.

조현병으로 진단받고 약물치료를 받았으나 호전이 없었습니다. 오히려 갈증과 식욕이 증가하여 몸이 점점 더 비대해져갔습니다. 몸이 둔해지니 정신도 멍해지고 인지능력이 떨어지면서 멍한 상태가 되었습니다.

정신질환을 치료하기 위해서는 발병 원인을 추적해야 합니다. 원인을 파악하지 않고 환자에게 증상 체크리스트를 내밀면서 병의 결과로 나타난 증상을 체크하라고 하면 망상, 환청이 있기 때문에 조현병으로 진단받을 수밖에 없습니다. 조현병으로 진단 받은 후 뇌신경전달물질을 약물로 복용하는 것으로는 온전한 치료가 될 수 없습니다.

환자에게 정신질환이 발생하게 된 최초의 동기는 열등감이었습니다. '공부 조금 못할 수도 있지.' 이렇게 생각할 수도 있었을 텐데, 환자는 왜 이렇게 공부에 대한 열등감에 시달렸을까요? 유년 시절 이야기를 들어보았습니다. 그는 어린 시절 누나와 여동생 사이에서 외동아들로 부모님의 기대를 한 몸에 받았습니다. 특별대우를 받았고 권위적인 아버지는 '항상 너는 무엇 무엇이 되어야 한다'고 말하며 계속 부담을 주었습니다. 하지만 부모님의 기대만큼 공부를 잘하지 못했고 마음속에 늘 압박감을 느꼈습니다. 반면 누나와 여동생은 공부를 매우 잘했고 어렸을 때부터 항상 비교를 당했습니다. 누나에게 항상 무시를 당했고 그런 누나를 볼 때마다 아버지의 모습이 겹쳐 보여 적대감이 쌓였습니다.

집안 분위기가 공부를 잘하지 못했을 때 다독여주고 격려해주기보다 무시하고 비판하는 분위기여서 속마음을 털어놓을 수가 없었습니다. 중학교 때 친구들에게 왕따를 당했을 때도 누구에게도 말하지 못했고 혼자서 불안과 두려움에 떨었습니다. 그런 자신이 점점 싫어지고 자신감이 없어지면서 뿌리 깊은 열등감에 빠지게 되었습니다. 그 후로 이상하게 마음이 공허해졌고, 불안하고 두려울 때마다 음식으로 위를 채우게 되었습니다. 음식이 들어가면 속이 든든해지면서 공허하고 불안한 마음이 조금 사라졌습니다. 대학에 입학하고 나서도 늘 잘해야 한다는 압박감에 시달렸고 무슨 일을 할 때마다 아버지와 누나를 의식하게 되었습니다. 누나에 대한 열등감을 해소하기 위해 끊임없이 미래에 대한 구상을 했고 하루종일 만족할 때까지 강박적으로 계획을 세우고 또 세웠습니다. 아버지와 누나에게 속마음을 말하고 싶었지만 막상 앞에 서면 아무 말도 할 수가 없었습니다.

이 환자에게 조현병이 오게 된 원인은 열등감으로 인한 불안과 두려움이었고, 이를 해소하기 위해 끊임없이 음식으로 위를 채우는 행위였습니다.

양명병은 모든 일을 분명하고 정확하게 하려는 성향으로 인해 질병이 발생하는 패턴을 말합니다. 양명병 환자에게는 '위가실시야(胃家實是也)'란 현상이 나타납니다. '위가실'이라는 것은 스스로 만족하지 못할 때 음식을 위장에 가득 채우려고 하는 행위입니다. '시야'라는 것은 옳은 것은 옳다 그른 것은 그르다 판단하는 '시시비비'란 말이 있듯이 정확하게 한 것이 맞는지 반복적으로 확인하려는 성향입니다. 양명병은 현대의 강박증과 유사한 점이 있습니다.

그렇다면 양명병 환자들은 왜 분명하고 정확하게 하려고 할까요? 왜 스스로 만족할 때까지 반복적으로 확인하는 것일까요? 이것은 상대적인 열등감에서 비롯됩니다. 자신이 부족하고 모자란다는 생각 때문에 항상 마음이 불안합니다. 불안감을 떨치기 위해 모든 상황을 정확하고 분명하게 만들고 싶어합니다. 그래야만 상황을 통제할 수 있고 마음이 편안해지기 때문입니다. 만약 분명하고 정확하지 않고 돌발적인 상황이 발생하면 자신은 그것을 통제하고 대처할 능력이 없다고 생각하기 때문에 다시 불안해집니다. 분명하고 정확하게 하려는 행위가 충족되지 않아 마음이 불안하고 공허해질 때 음식으로 배 속을 든든하게 채우려는 보상 심리가 발동하게 되어 음식을 먹게 됩니다.

이 환자분은 열등감으로 인한 불안함과 공허감을 음식으로 채우려 하고 매일 강박적으로 만족할 때까지 설계를 하는 점으로 보아 양명병으로 진단했습니다. 또한 알아듣지 못하는 말을 중얼거리고(心憒憒反讝語) 아버지와 누나 앞에만 서면 마음이 어수선하고 안절부절못하며(必怵惕煩躁), 내면의 고뇌를 표출하지 못하고(心中懊憹), 혀가 바짝 마르고 갈증을 느껴 끊임없이 음료수를 마시려 하는 점(渴欲飲水, 口乾舌燥者)으로 보아 양명병 222조 백호가인삼탕을 처방했습니다. 2주 간격으로 양명병 맞춤형 기저 심리 치료를 병행한 결과 서서히 갈증, 식습관이 조절되고 체중이 감소하면서 환청과 망상이 사라져 정상적으로 회복되어 복학하게 되었습니다.

형제자매간에 열등감이 생기는 원인에는 부모의 편애가 큰 부분을 차지합니다. 자녀가 처음 태어났을 때는 온 세상을 다 얻은 듯한 기쁨에 빠지지만, 기쁨도 잠시 자녀가 조금 성장하면 어디 가서 사람 구실이나 제대로 할까 하는 걱정에 부모가 만들어놓은 이상적인 틀에 끼워 맞추려고 합니다.

모든 인간의 기본적인 욕망은 그가 일원으로 있는 집단에서 소속하고 지위를 차지하고자 하는 것입니다. 가족에게 인정받고자 하는 것은 인간의 가장 원초적인 욕망입니다. 우리를 있는 그대로의 모습으로 수용해줄 수 있는 집단은 가족이며 나 자신으로 온전히 받아들여진 경험은 험한 세상을 헤쳐나가는 데 큰 힘이 될 것입니다.

아들러가 말한 것처럼 열등감 자체가 나쁜 것은 아닙니다. 열등감에 대응하는 개인의 태도에 따라 사회 부적응과 실패의 요인이 되기도 하고 성장과 성공의 촉진제가 되기도 합니다. 질투로 인한 열등감에서 끝나는 것이 아니라 질투를 나의 힘으로 삼고 극복해나가야 할 것입니다.

왕따 : 애들아, 오늘 급식은 깍두기 볶음밥이다

제가 어렸을 때는 골목마다 "ㅇㅇ야, 놀~자~"라는 말이 울려 퍼졌습니다. 아이들은 여기저기 몰려다니며 해가 질 때까지 신나게 놀았습니다. 김장철도 아닌데 아이들이 노는 곳에는 깍두기가 자주 등장했습니다. 깍두기는 편을 나눌 때 짝이 없어 남는 아이를 가리키는 말입니다. 보통 나이가 어리거나, 몸이 아프거나, 상대편에 아무런 위협이 되지 않는 경우 깍두기가 됩니다. 깍두기는 소외되지 않고 친구들의 배려 덕분에 함께 어울려서 놀 수 있었습니다.

요즘 학교마다 왕따, 학교폭력 문제가 심각합니다. 왕따를 당한 후 우울증, 조현병 등 정신질환이 발생하여 내원하는 학생들이 많습니다.

최근 린다G부터, 둘째이모 김다비까지 부캐릭터가 뜨고 있습니다. 똑같은 사람인데 새로운 자아, 즉 부캐릭터를 만들어 전혀 새로운 사람처럼 행세하는 놀이가 유행입니다. 부캐릭터 열풍 뒤에는 점점 강박사회로 변하고 있는 우리 사회의 모습이 있습니다.

사회가 조금의 다름을 용납하지 못하고 정해진 틀 안에서의 기대하는 모습만을 강요하다 보니 숨이 막힙니다. 그래서 자신과는 전혀 다른 부캐릭터를 만듭니다. 부캐릭터가 하는 행동에 대해서는 자신이 책임질 필요가 없으니 하고 싶은 말도 마음껏 할 수 있고 해방감을 느끼는 것 같습니다. 대중도 자신의 생각과 조금이라도 다른 연예인은 포털사이트 실검 1위에 올리고, 국민 안주거리로 삼아 잘근잘근 씹으며 스트레스를 푸는데, 부캐릭터의 잘못은 너그럽게 넘어가줍니다. 부캐릭터는 재미있지만 한편으로는 다름을 인정하지 못하는 강박사회가 만들어낸 현상인 것 같아 씁쓸하기도 합니다.

왕따, 학교폭력을 아이들 탓으로만 돌릴 수는 없습니다. 아들은 아버지의 등을 보고 자란다는 말이 있듯이 아이들은 어른들의 모습을 비추는 거울입니다. 예전에는 조금 천천히 가더라도 약자를 끌어안고 함께 가야 한다는 공동체 의식이 있었습니다. 나와 조금 다르더라도 웃어넘길 수 있는 마음의 여유가 있었습니다. 그러나 지금은 경쟁력과 속도, 능률, 효율성이 중요한 가치로 인식됩니다. 인간관계보다는 개인적인 성공이 우선시됩니다. 당연히 내가 살아남기 위해서는 남을 밟고 올라가야 하고, 효율성이 떨어진다면 도마뱀이 꼬리를 자르고 도망치듯이 잘라내야 전체가 살 수 있다고 생각하는 가치관이 팽배해 있습니다. 이런 가치관 아래 아이들이 친구 관계를 중시하고 약한 친구를 도와주기보다는, 조금이라도 거슬리고 약한 모습을 보이는 친구를 배척하고 투명인간 취급하는 것이 효율적이라고 생각하는 현상은 당연합니다.

예전에는 다함께 몸을 부딪치고 땀을 흘리며 놀았기 때문에 축구공, 고무줄 하나만 있으면 쉽게 하나로 뭉칠 수 있었습니다. 하지만 요즘에는 학원에 가느라 바쁘고, 놀 때에도 각자 컴퓨터 앞에 앉아서 게임을 하다 보니 아이들끼리 깊은 유대감을 형성하기가 어렵습니다. 부모들은 아이의 친구가 놀러 오면 '느그 아부지 뭐하시노'를 묻고, 아파트 몇 평 이상에 사는 친구들하고만 놀라고 하기 때문에 아이들 역시 숫자를 좋아하는 어른들의 영향을 받게 됩니다.

지금은 아이들을 하나로 모을 수 있는 구심점이 없습니다. 아이들은 개인화, 파편화되어 있습니다. 구심점이 없을 때 집단의 결속을 강화할 수 있는 가장 쉽고 빠른 방법은 한 명을 희생양으로 삼는 것입니다. 역사 속에서도 내부의 결속을 위해 전쟁을 일으키거나, 한 민족을 희생양으로 삼은 예는 수도 없이 많습니다. 지금 아이들이 왕따를 시키는 것은 잘못된 방법이지만 나름 생존 전략입니다. 불안감을 감추기 위해 한 명을 희생양으로 삼고 나머지의 결속을 이루는 것입니다. 가해자도 언제든지 피해자가 될 수 있고, 피해자도 언제든지 가해자가 될 수 있는, 승자는 없고 패자만 있는 싸움입니다.

19세 여자 환자 한 분이 조현병, 환청으로 내원했습니다. 중2 때부터 환청이 시작되었습니다. 중2 때 남학생들과 여자 친구들에게 왕따를 당했습니다. 괴롭힘으로 점점 움츠려들었고 혼잣말을 중얼거리고 몹시 힘들었습니다. 말을 하고 싶어도 해결이 안 되는 상황이라 부모님과 친구들에게 표현하지 못하고 가슴속에 꾹 담아두었습니다. 혼자가 되었다는 생각에 외로움이 엄습했습니다. 모든 것이 두렵고 불안하고 무서웠습니다. 그 후로 환청이 들려왔습니다. 혼자 걸을 때, 사람들이 많은 곳에 있을 때, 자신이 생각한 대로 되지 않을 때 욕하는 소리와 지시를 내리는 멘트가 들려왔습니다. '키스해라, 덮쳐라' 등 성적 수치심을 유발하는 환청도 들렸습니다.

유년 시절부터 부모님이 자주 다퉈 '부모님이 이혼하면 어떻게 하지?'라는 불안감이 늘 있었습니다. 어릴 적부터 둥근 얼굴에 대한 콤플렉스가 심하여 열등감이 있었고 남학생 앞에 서면 자신이 없었습니다. 불안할 때마다 숫자를 세는 버릇이 생겼습니다. 1부터 21까지 순조롭게 세어져야만 마음이 편했고 숫자세기를 강박적으로 반복했습니다.

양명병은 매사에 분명하고 정확하게 하려는 성향으로 인해 질병이 발생하는 패턴을 다루고 있습니다. 자신만의 제한된 영역에서 여러 가지 규칙과 공식을 만들어 지키려 합니다. 아침 식사는 정확히 몇 시에 해야 하고, 주차는 꼭 하는 자리에 해야 하고, 기차표를 예매하면 시간에 늦을까 봐 안절부절 계속 확인합니다. 문단속을 여러 번 하는 등 의심이 많아 자주 확인하는 강박장애와 유사한 면이 있습니다.

양명병은 자신의 기준에 집착하게 되어 고지식하고 완고한 면이 있습니다. 양명병이 가장 싫어하는 것은 안전을 위협하는 것입니다. 양명병은 스스로 부족하다고 생각하는 열등감 때문에 예상치 못한 상황이 오면 자신은 그 상황에 적절하게 대처할 수 없다고 생각합니다. 그렇기 때문에 끊임없이 두려움, 불안, 혼돈으로부터 해방되고자 하고, 정확하고 안전한 상태가 되어 안심하고 보호를 받으려고 합니다.

하지만 세상은 언제나 예측불허이고 인간은 그렇게 이성적이고 정확한 존재가 아닙니다. 양명병 환자에게는 삶의 모호함을 받아들일 용기를 기르도록 격려해야 합니다. 인지 왜곡된 열등감을 해소시켜 있는 그대로의 자신을 받아들이고 존중할 수 있도록 자존감을 회복시켜주어야 합니다. 왕따로 인해 정신질환이 오는 환자들 중에 양명병이 많습니다. 이는 기저에 열등감이 깔려 있고, 유독 안전에 대한 욕구가 위협될 때 질병이 발생하기 때문입니다.

이 환자는 평소 열등감이 있던 상태에서 왕따로 인해 안전에 대한 욕구가 위협당하면서 질병이 발생한 점과 숫자를 정확하게 세었는지 강박적으로 확인하는 점으로 보아 양명병으로 진단했습니다.

환자를 자세히 진찰한 결과 점점 움츠러들고 동작이 둔하고 무겁고(脈遲, 其身必重), 항상 가슴이 답답하여 숨이 차고(短氣腹滿而喘), 얼굴로 열이 달아오르면서 땀이 비 오듯 흘러내리는(手足濈然汗出者) 이상 현상을 확인할 수 있었습니다. 양명병 208조 대승기탕을 처방했고, 점차 몸과 마음의 불균형이 회복되어 이상현상이 사라지면서 자연스럽게 환청이 치료되었습니다.

인간은 사회적 존재입니다. 모든 인간의 기본적인 욕망은 집단에 소속하고 지위를 얻고자 하는 것입니다. 인간은 집단 안에서만 자기 자신을 성취할 수 있으며 타인과의 관계를 통해 자신을 발견하고 실현할 수 있습니다. 인간은 소속이 없이는 상실과 무의미에 빠지게 됩니다.

왕따는 인간의 기본적인 욕망을 억압하는 것입니다. 이는 인간의 평등성을 인정하지 않는 것입니다. 너는 우리보다 열등하기 때문에 우리의 집단에 소속될 수 없다고 선언하는 것입니다. 이는 잘못된 것임에도 불구하고 왕따를 당하는 사람은 평소 열등감이 있었기 때문에 자신에 대한 잘못된 평가를 그대로 받아들이고 자책하게 됩니다.

나에 대해 잘 알지도 못하는 다른 사람의 평가가 감히 나를 규정하도록 내버려 두지 마세요. 함부로 할 수 있는 사람 없고, 함부로 해도 되는 사람 없습니다. 하늘 아래 인간의 존엄이란 평등한 것입니다.

인간의 존엄성은 효율을 뛰어넘는 가치입니다. 인공지능이 고도로 발전된 세상에서 매우 이성적인 기계들이 모여 회의한다면, 지구에서 가장 먼저 없애야 할 대상으로는 인간을 지목할 것입니다. 인간만큼 비효율적인 것은 없습니다. 아기가 태어나서 사람 구실을 제대로 하려면 20~30년이 걸리고, 주변의 많은 도움을 필요로 합니다. 지구에 있는 동식물을 탐욕스럽게 먹어치우고, 환경을 오염시킵니다. 효율로만 따지자면 말 안 듣는 자녀의 자리에 공부 잘하는 로봇을 앉혀놓는 것이 훨씬 나은 선택일 것입니다. 하지만 그렇게 하는 부모는 아무도 없습니다. 아이의 소중함은 효율로 따질 수 있는 성질이 아니기 때문입니다.

인간이 단지 우주 속에서 매우 긴 시간을 통해 만들어진 우연의 산물일 뿐이라면 존엄할 이유도 없을 것입니다. 우리는 암묵적으로 인간은 태어나면서부터 자유롭고 평등한 인격과 스스로의 행복을 추구하는 권리를 가진다는 천부 인권에 동의하고 있는 것입니다. 우리 사회가 절대 침해받을 수 없는 인간 존엄의 가치를 강화하지 않는다면 왕따 문제는 사라지지 않을 것입니다.

우월감은 열등감의 또 다른 표현입니다. 밀고 있다고 생각하는 사람은 사실은 밀리고 있는 것입니다. 진정으로 우월한 사람은 밀고 당기기에 관심이 없습니다. 그저 묵묵히 자신의 길을 갈 뿐입니다. 다른 사람을 열등하게 만들어야만 나의 우월감을 확인할 수 있다면, 그 사람은 우월한 척 연기할 뿐 열등감을 드러내는 것입니다.

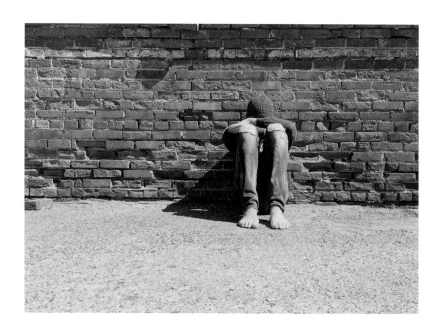

4

지나친 집중
탐구형(소양병)

少 陽 病
소 양 병

"무언가에 너무 집중하면 질병이 야기된다."

소양병은 낮(陽)에 자그마한 무언가(少)에 눈으로 집중하여 질병이 발생하는 패턴을 말합니다. 제한된 공간에서 홀로 떨어져 학습, 탐구 작업에 집중하여 피곤하고, 초췌한 상태입니다.

〈제강〉

少陽之爲病, 口苦, 咽乾, 目眩也. (소양지위병, 구고, 인건, 목현야.)

- 낮에 작은 행위가 악화되어 점점 병으로 된 상태에서[少陽之爲病]

- 입술이 부르트고[口苦]

- 목안이 건조하고[咽乾]

- 눈이 침침하면서 어지럽다[目眩也].

〈동기이론〉

주로 낮에 학습, 탐구 작업에 집중하다 보면 입술이 부르트고, 목안이 건조하고, 눈앞이 침침해집니다. 호기심이 많아 무언가를 알고 싶고 이해하고 싶은 욕구를 충족하기 위해 집중하는 것입니다. 소양병은 기본 인지욕구가 좌절되었을 때 질병이 발생하여 전반적인 신체기능 저하, 권태, 의욕 상실, 소화 장애, 식욕 저하 등의 병리적 현상이 발생하는 경우입니다.

〈환자체크 포인트〉

- 학습이나 지식 습득에 집중하여 전반적인 신체기능이 저하되어 질병이 발생했는가?

- 오랫동안 집중을 한 후 입술이 부르트고, 목안이 마르고, 눈이 침침한 현상이 발생했는가?

물음표를 붙여 내 가슴에

'인간의 지적 욕구를 충족시키기 위한 순수한 정신 활동은 어디까지 인정받을 수 있을까?'

헤르만 헤세의 『유리알 유희』는 위의 질문에 답하고 있는 소설입니다. 『유리알 유희』는 2400년 미래 사회, 가상의 이상향 카스탈리엔을 배경으로 시작합니다.

카스탈리엔은 전쟁의 시대를 거치며 발생한 세계의 혼돈을 극복할 올바른 지식과 정신을 세우기 위해 스위스 산간 지방에 설립된 가상의 조직입니다. 카스탈리엔에 소속된 사람들은 세속으로부터 물질적 지원을 받지만, 세속과 분리되어 금욕적인 독신 생활을 하면서 '유리알 유희'라고 불리는 고도의 정신활동에 몰입합니다. 바깥세상에 정신적인 영양분을 공급하고 교육된 인재들을 교사로 파견하여 사회가 바르게 돌아가도록 돕는 정신적 지주의 역할을 수행합니다.

카스탈리엔 사람들이 연금을 받으며 전체를 위해서 하는 일은 대개 순수한 학구적 활동입니다. 그들 중에는 가끔 진기한 연구에 일생을 바치는 사람도 있습니다. 어떤 괴짜는 '12세기 말 남이탈리아 대학에 있어서의 라틴어 발음'을 1,000장이나 되는 원고로 작성했는데 끝을 맺지 못하고 말았으며 그것을 계속해서 쓰는 사람은 아무도 없습니다.

이와 같이 순수한 학자적 활동이 여러모로 조롱의 대상이 되는 것은 흔히 있을 수 있는 일입니다. 하지만 헤세는 실용성이 없는 순수한 정신활동을 옹호하고 있습니다.

'학문에는 예술과 마찬가지로, 어느 정도 넓은 목장이 필요하다. 그렇기 때문에, 때로는 자기 이외에 아무도 흥미를 느끼지 못하는 어떤 주제에 대해서 연구하는 사람이 지식을 모으면 사전이나 기록처럼 같은 시대의 동료에게 가장 중요한 봉사를 할 수 있다.'

정도의 차이는 있겠지만 무언가를 알고 싶은 호기심, 인지욕구는 인간의 본성이라고 할 수 있습니다.

그렇다면 이러한 인지욕구가 너무 지나친 것도 병이 될 수 있을까요?

소양병(少陽病)은 낮(陽)에 자그마한(少) 무언가에 눈으로 집중하여 질병이 발생하는 패턴을 다루고 있습니다. 낮에 눈으로 집중하여 들여다보는 것은 호기심이 많아 무언가를 알고 싶고 이해하고 싶은 탐구, 지적욕구가 바탕에 깔려 있습니다.

시험기간을 떠올려보면 인지욕구가 과도하게 되어 나타나는 현상들을 쉽게 알 수 있습니다. 벼락치기로 인지욕구가 강제로 극에 달하여 이마에 필승 띠를 두르고, 소용돌이 안경으로 바꾸어 끼고, 평소보다 집중력이 몇 배로 상승하여 교과서를 뚫어지게 바라보고, 암기한 종이를 먹어치우다 보면 입술이 부르트고(口苦), 목안이 건조해지고(咽乾), 눈이 침침해지고 눈앞에서 아메바 같은 것이 가물거리는(目眩) 현상을 경험할 수 있습니다. 目眩(목현)의 '眩(현)'은 '검을 현'이라고 읽지만 '검을'은 '가물거리다'의 변형입니다. 目(목)과 실타래의 끝부분을 나타내는 玄(현)이 합쳐져 어지러움이나 눈앞이 어리어리한 시각적 증상을 나타냅니다.

소양병은 학습, 탐구 작업에 집중하여 전반적인 신체기능이 저하되어 피곤하고, 의욕이 상실되고, 소화가 안 되고, 식욕이 저하되는 병리적 현상이 발생합니다.

소양병 하면 떠오르는 대표적인 사람이 미켈란젤로입니다. 그가 4년여의 시간 동안 완성한 시스티나 성당의 〈천지 창조〉를 보면 입이 떡 벌어집니다. 잠시 고개를 젖혀 바라보기도 힘든 그 그림을 혼자서 완성하느라 얼마나 들여다보고 또 들여다보았을지 짐작이 안 갑니다.

미켈란젤로는 이 그림을 완성하면서 '목현'이 발생했고 목디스크를 비롯한 전반적인 컨디션 저하로 지팡이를 짚고 다녔다고 합니다.

미켈란젤로는 살아있는 카스탈리엔입니다. '피에타'를 통해 모성의 극치를 보여준 그는 평범한 부모들이 아이를 출산하고 양육하며 모성을 발휘할 때 끊임없이 작품들을 출산하느라 정작 자신의 아이를 출산하고 양육할 시간은 없었습니다. '이상적인 남성의 아름다움'이란 추상을 눈앞의 실체로 구현하기 위해 골리앗처럼 5m나 되는 거대한 대리석에서 다비드를 꺼내느라 고군분투 하면서, 그도 한 번쯤은 고독한 천재의 삶 대신 가족들이 기다리는 따뜻한 저녁 식탁과 아기천사 같은 자식들의 재롱을 꿈꿔보지 않았을까요?

『유리알 유희』에서는 이상과 현실, 정신과 세속, 예술과 인생의 조화를 꿈꾸었지만, 한 개인에게 주어진 시간은 한정되어 있습니다. 때문에 파우스트 박사처럼 인생 2회차가 아닌 이상, 인지욕구가 너무 넘치는 천재들은 어느 순간 '인생인가 예술인가'를 선택해야 할 중대한 기로에 서는 것 같습니다.

아무튼 그의 지독한 소양병 덕분에 '조물주의 몰취미와 신경의 조잡성으로 말미암은 무미건조한 지구의 여백인 공포의 초록색'이 아주 일부이지만 아름다운 벽지로 리모델링된 것에 경의를 표합니다.

안경의 발명으로 눈을 가늘게 뜨고 잘 보이지 않는 물체에 집중하는 일은 줄어들었지만 컴퓨터 그래픽, 디자인 작업 등이 늘어나고, 인지활동이 다양해지면서 소양병 환자들을 종종 만날 수 있습니다.

44세 여자 환자 한 분이 메니에르 증후군, 이명으로 내원했습니다.

논술교사인 이 환자는 1년 전부터 어지럼증과 이명이 발생했습니다. 유능한 논술교사로 10년 전부터 수능 시험 기간에 논술지도를 집중적으로 해오던 중, 1년 전 열정적으로 너무 무리했습니다(本太陽病不解). 속이 더부룩하고, 식욕이 저하되고(乾嘔, 不能食) 감기에 자주 걸리는 등 컨디션이 저하되고 몸이 가라앉아 버렸습니다(脈沈緊者). 집중해서 논술 문제지를 계속 들여다보고, 수정하고, 글을 구상하다보니 눈이 침침해지고(目眩) 입술이 부르트고(口苦) 목안이 바짝바짝 타들어갔습니다(咽乾). 그 후 논술 지도를 마치고도 몸이 회복되지 않고 악화되어 어지럼증과 이명을 얻게 되었습니다.

이 환자는 소양병으로 진단했고 소양병 266조 소시호탕을 처방했습니다. 서서히 컨디션이 회복되면서 어지럼증과 이명이 말끔하게 사라졌습니다.

창세기에 보면 아담이 각 생물을 부르는 것이 곧 그의 이름이 되었습니다. 이름을 지어준다는 것은 대상의 본질과 정수를 꿰뚫어 본다는 것입니다. 때로는 당장 국민이나 사회에 직접적인 이익을 가져오지 않는 순수한 학문탐구 활동은 일부에게는 사치스런 유희로밖에 생각되지 않을 수도 있습니다. 하지만 학문탐구의 실효성을 떠나서 호기심을 가지고 외부세계를 탐구하고 본질을 밝혀 가장 적당한 이름을 붙여주는 것은 창세 이래로 인간이 부여받은 의무일 것입니다.

부모는 자녀를 양육하면서 '혹시 내 아이가 천재는 아닐까?' 하는 생각을 하게 됩니다. 미운 4살 때는 모두 천재입니다. 세상은 온통 궁금한 것들로 가득차 있어서 끊임없이 질문을 합니다.

어린 아이 때는 독창적인 '나'로, 개인으로 존재할 수 있었습니다. 하지만 나이가 들고 직업을 갖고 결혼을 하고 자녀를 낳으면 이러한 일들을 수행하느라 자의식은 희미해지고 더이상 개인으로 남아 있을 여력은 사라져 버리고 맙니다. 대부분의 사람들은 30대 이후에는 개인이란 자각조차 사라지고 인간 종을 유지하기 위한 일에 매진하며 살아갑니다.

반면 천재적 예술가는 어린 시절 가지고 태어난 자신만의 독창성을 어른이 되어서도 잃어버리지 않고 끝까지 밀고 나가며 마지막까지 개인으로 남아 있는 사람들입니다. 한 인간의 황당한 독창성을 바탕으로 이루어진 행위를 천재적이라고 평가하며 높이는 것은 인간 사회 또한 개미의 집단처럼 분업화되어 각자의 역할을 담당하는 하나의 유기체적인 속성을 갖기 때문입니다.

천재적 예술가란 마치 카스탈리엔 사람들처럼, 이미 인간 종의 거대함에 흡수되어 더이상 개인으로 남아 독창성을 전개할 수 없는 대다수의 평범한 인류를 대신하여 정신적인 창조활동을 전개하는 사람들입니다. 이들은 인간 정신이 도달하지 못한 불모지를 개척하고, 지평을 확장시켜 나가야 하는 외로운 탐험가입니다. 험난한 탐험의 여정은 형식적으로는 지극히 개인적인 사투이지만 그들이 이루어낸 성과는 마치 인간 종 전체가 함께 이룩해낸 성과처럼 여겨집니다. 에베레스트 산 정상에 오른 인간은 극소수이지만 마치 인류가 에베레스트를 정복한 것으로 간주하는 것과 같은 이치입니다.

인간사회라는 유기체의 입장에서 볼 때 정상적인 사고의 범주 안에 있는 사람들은 현 상태를 유지하는 데는 유리하지만, 변화하지 않고 정체되는 유기체는 결국 도태될 수밖에 없습니다. 현 시점에서는 다소 황당하게 느껴지는 천재적 예술가의 상상력은 인간 정신의 다양성을 확보하고, 끊임없이 신선한 영감을 불러일으키는 샘물처럼 인간 사회 곳곳에 새롭게 유입되어, 이 유기체가 정체되지 않고 변화할 수 있도록 돕는 필수불가결한 요소입니다. 인간 사회가 정상범주에서 벗어난 일종의 돌연변이 같은 괴짜 기질을 천재성으로 평가하는 것은 어찌 보면 유기체의 생존본능이라고도 할 수 있습니다.

개인의 삶 역시 물음표를 잃어버리는 순간 무미건조해집니다. 그렇기 때문에 생각 없이 관성의 법칙으로 살아가는 삶에서 벗어나 새로운 것들을 배우려고 시도해야 합니다. 유리알 유희 명인까지는 못 되겠지만 세상이 온통 신기한 것들로 가득 차 있었던 시절의 구슬치기 놀이를 잊어버리면 안 됩니다.

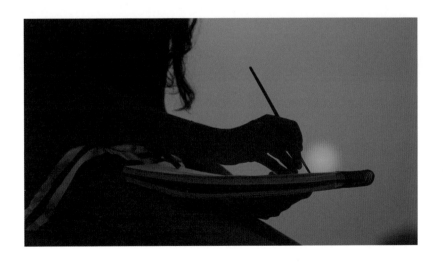

5

밤의 과도한 움직임
이미지 관리형(대음병)

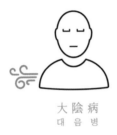

大陰病
대 음 병

"복부에 팽만감을 초래하는 소화장애가 질병을 야기한다."

대음병은 밤(陰)에 과도한 행위(大)로 인해 복부가 더부룩해지고 가스가 차면서 질병이 발생하는 패턴을 말합니다. 과식, 과로, 과도한 성행위 등이 대음병의 원인이 됩니다. 또한 앉아서 생활하는 시간이 길거나, 외부의 시선을 지나치게 의식하여 필요 이상으로 과도하게 긴장하여 복부에 가스가 차면서 질병이 발생하는 경우도 대음병에 해당됩니다.

〈제강〉

大陰之爲病, 腹滿而吐, 食不下, 自利益甚, 時腹自痛, 若下之, 必胷下結鞕.

(대음지위병, 복만이토, 식불하, 자리익심, 시복자통, 약하지, 필흉하결경.)

〈임상적 해설〉

- 밤에 과도한 행위가 악화되어 점점 병으로 된 상태에서[大陰之爲病]

- 복부가 그득하여 가스가 차면서 음식이 위로 올라오며[腹滿而吐]

- 음식은 잘 내려가지 않으며[食不下]

- 스스로 내려보내려고 하는 행위가 더욱 더 심해지며[自利益甚]

- 때때로 배가 스스로 아프며[時腹自痛]

- 만약에 설사를 하게 되면[若下之]

- 반드시 가슴 아래에 단단하게 뭉쳐진다[必胷下結鞕].

〈동기이론〉

대음병은 어떤 행위로 인해 복부가 더부룩한 현상이 질병의 원인이 됩니다. 과식, 장시간 좌식, 과도한 성행위 등의 생리적 행위로 인해 복부에 가스가 차게 됩니다. 또한 복부에 가스가 생기는 심리적 요인은 외부의 시선을 지나치게 의식하여 신체적으로 과긴장을 하기 때문입니다. 외부의 상황에 과긴장을 한다는 것은 타인의 평가를 매우 중요하게 생각하며 자신의 가치가 타인의 평가에 달려있다고 믿는 것입니다. 결국, 모든 사람들에게 좋은 이미지의 사람이 되려는 경향은 과긴장이라는 심리적 소모를 일으킵니다. 대음병은 타인의 호의적인 평가와 다른 사람들부터 존중을 받고 싶은 욕구를 가집니다. 자기존중욕구가 충족되면 자신감이 생깁니다. 그러나 욕구 충족이 저지되어 타인에게 인정받지 못한다고 느끼면 열등감, 무력감, 나약함에 빠집니다. 이를 과식이나 과도한 성행위 등 생리적 욕구를 충족시키는 것으로 풀면서 복부에 가스가 차거나 배가 아픈 현상이 발생합니다. 결국 대음병은 자기존중욕구가 충족되지 못하고 저지되었을 때 보상심리가 발동하여 과식, 과도한 성행위 등의 생리적 욕구가 발동 되고, 연이어 심리적으로 과욕, 과도한 긴장으로 질병이 발생하게 되는 경우입니다.

〈환자 체크 포인트〉

- 과식이나 장시간 앉아 있는 행위로 복부에 가스가 차면서 질병이 발생했는가?
- 모든 사람들에게 좋은 평가를 받기 위해서 과도한 긴장으로 질병이 발생했는가?
- 몸과 마음의 과긴장으로 음식이 내려가지 않아서 소화장애가 자주 발생했는가?

그대의 연예인이 되어 평생을 웃게 해줄게요

『손자병법』의 저자로 알려진 손무는 장수의 네 번째 금기 사항으로 '결벽이 지나치고 명예욕이 강한 것'을 들고 있습니다. 물론 사람의 목숨이 왔다 갔다 하는 전쟁터에서 장수가 명예욕이 지나치게 강하면 적에게 모욕을 당했을 때, 이성을 잃고 명분을 내세워 무모하게 행동하다 병사들을 위험에 빠뜨릴 수 있을 것입니다. 그러나 자존심이 세고 명예욕이 강한 것이 그 자체로 나쁜 것은 아닙니다. 때로는 고귀한 자질이 될 수도 있습니다.

같은 의미로 마키아벨리는 『군주론』에서 현명한 잔인함은 오히려 참된 자비로움이 될 수 있다고 말했습니다. 『군주론』의 모델이 되었던 체사레 보르자를 예로 들며 '그는 잔인하다는 평을 받았으나, 그런 잔인성으로 인해 로마냐의 질서가 회복되고 그 지역이 통일되었으며, 평화롭고 충성스러운 곳이 되었다'고 말합니다. 이 경우 잔인하다는 평판을 피하려고 피렌체가 붕괴되는 것을 내버려둔 사람들보다 체사레의 잔인함이 궁극적으로는 훨씬 더 자비로웠다는 것입니다. 때로는 시의적절한 쓴소리도 해야 하는데 악역을 담당하기는 싫은 사람들이 '좋은 게 좋은 것이다, 둥글게 둥글게'를 외치며 좋은 사람 코스프레를 하다가 문제를 더 크게 만들 때가 있습니다.

사회생활을 하다 보면 어느 정도는 가면을 쓰고 생활해야 하다 보니 피곤할 때도 있습니다. 그렇다고 해서 '천진난만, 청순가련, 새침한 척' 살아가거나, 이젠 지쳐, 나 귀찮아!'라며 다 포기하고 '빛이 나는 솔로!'로 살아갈 수는 없는 노릇입니다.

모든 사람에게 좋은 평가를 받고 싶고, 다른 사람의 평가가 중요하기 때문에 좋은 이미지를 유지하기 위해 필요 이상으로 긴장한다면, 이런 것도 병의 원인이 될 수 있을까요?

대음병은 어떠한 이유로 인해 복부가 더부룩하고 가스가 차는(腹滿而吐, 食不下) 현상이 질병 발생의 원인이 되는 패턴을 다루고 있습니다. 복부에 가스가 차는 원인으로 과식, 과로, 과도한 성관계, 장시간 앉아 있기 등의 행동 패턴과, 과도하게 긴장하는 심리적 요소를 들 수 있습니다.

요즘에는 밤늦게까지 활동하는 사람들이 많다 보니 야식을 많이 먹게 됩니다. 음식을 먹은 후 바로 잠을 자게 되면 소화가 안 된 음식이 오랜 시간 위장에 정체되어 복부가 더부룩하고 가스가 차게 됩니다. '밥 배 따로, 디저트 배 따로! 맛있게 먹으면 0칼로리!'라고 주장하며 질량보존의 법칙을 무시한 채 달고 기름진 음식을 과식하는 식습관이 퍼지면서 대음병이 증가하고 있습니다. 대음병 환자들은 가능하면 저녁 식사를 이른 시간에 하고, 가볍게 먹는 것이 좋습니다.

사무직이나 수험생처럼 앉아 있는 시간이 길 경우 장운동이 저하되면서 복부가 꽉 찬 듯이 팽만해지고, 속이 더부룩하면서 가스가 차는 경우가 많습니다. 앉아 있는 도중에 틈틈이 스트레칭을 하고, 저녁 시간에는 산책을 하는 것이 좋습니다.

대음병 환자들은 타인의 평가와 평판을 매우 중요하게 생각합니다. 자신의 가치가 타인의 평가에 달려 있다고 생각하기 때문에 외부의 상황을 지나치게 의식하여 과도하게 긴장합니다. 이로 인해 장이 굳어 버리고 음식이 내려가지 않아 속이 더부룩하고 복부가 팽만하고 가스가 차게 됩니다.

타인의 평가를 중요하게 생각한다는 것은 타인에게 존경받고 싶은 자기존중욕구가 강한 것입니다. 자기존중욕구가 충족되지 못했을 때 이를 만회하기 위해 과욕을 부려 과로하게 되고, 과식이나 과도한 성행위에 몰두하여 복부에 가스가 차거나 배가 아픈 현상(自利益甚, 時腹自痛)이 더 심해집니다.

16세 여자환자 한 분이 건선으로 내원했습니다. 이 환자는 중국에서 태어나

10세 때까지 생활하다 귀국했습니다. 7세 때 최초로 건선이 발생했습니다. 질병 발생의 원인은 질병이 최초로 발생한 당시 환자의 삶 속에 있습니다. 그때의 상황으로 거슬러 올라가 원인을 찾아내야 합니다.

환자는 7세 때 한인 유치원에 다니다 집안 사정으로 중국인 유치원으로 전학을 가게 되었습니다. 처음 보는 낯선 환경에 친구가 한 명도 없는 상황에서 잔뜩 긴장했습니다. 음식도 기름진 중국 음식을 많이 먹었습니다. 소화불량과 복통이 자주 발생했고 점점 살이 쪘습니다. 머리 부위에 콩만 한 구진이 나기 시작하더니 온몸으로 퍼지고 건선이 발생했습니다. 피부에 하얀 각질이 일어나고 두꺼워졌습니다.

가려워서 긁다 보니 피와 진물이 온몸을 감싸게 되어 매우 흉하게 되었습니다. 10세까지 3년 동안 중국에서 한약으로 치료를 받고서 어느 정도 호전되었으나 근본적인 치료가 되지 않아 재발했습니다. 그런 상태에서 한국으로 귀국했습니다. 중국에 있을 때에도 매 학기가 시작될 때마다 잔뜩 긴장했고, 수시로 장 트러블과 소화불량, 복통을 호소했습니다. 그럴 때마다 건선은 더 심해졌습니다. 하지만 장 트러블과 피부의 관련성을 전혀 인식하지 못하는 상황이었습니다.
귀국 후에도 중국에서 한약을 공수해서 치료했으나 점점 더 심해졌습니다. 그러던 중 예전에 치료를 받은 한 피부병 환자의 소개로 본원에 내원했습니다.

중학교에 입학한 14세부터 16세까지 증상이 반복되어 심해진 상태였습니다. 보호자는 한국 한의학을 불신하는 마인드가 깔려 있었습니다. 하지만 질병의 원인을 찾아 치료해야 재발하지 않고 근본적으로 치유될 수 있다고 설명하며 치료에 임했습니다.

이 환자는 전학이나, 신학기, 중학교 입학 등 낯선 환경에서 지나치게 긴장을 했고, 기름진 음식을 과식하면서 속이 더부룩하고 복부에 가스가 차면서 건선이 발생한 것으로 보아 대음병으로 진단했습니다. 복통이 매우 심하면서(因爾腹滿時痛者), 복부 팽만이 있고, 6년 사이 20kg이 증가한 점(大實痛者)으로 보아 279조 계지가대황탕을 처방했습니다. 건선이 서서히 호전되어 결국에는 피부병이 말끔하게 사라졌습니다.

대음병은 큰 나무와 닮은 모습이 있습니다. 온화하고 의젓한 성품으로 행동에 무게가 있고 리더쉽이 있어서 상대방을 너그럽게 품어줍니다. 주변 사람들이 쉴 수 있는 나무 그늘이 되어주기 때문에 사람들이 모여들고, 인기도 많습니다. 또한 의욕적으로 여러 가지 일을 추진하여 많은 열매를 맺고 주변에 유익을 나누어줍니다.

하지만 일 욕심, 사람 욕심이 많다 보니 모두 끌어안고 가려고 하다가 과욕을 부리게 됩니다. 대음병은 탤런트 기질이 있습니다. 어디에 가나 주인공 역할을 하고 싶어 하고, 상대방에게 좋은 인상을 남기려고 필요 이상으로 긴장하다 보니 불필요한 에너지를 소모하게 됩니다.

인간 존재를 놓고 볼 때 언제나 그럴듯한 면만을 보여줄 수는 없습니다. 인간은 형이상학적인 면과 형이하학적인 면을 동시에 가지고 있습니다. 아테네인들이 몰락한 이유 중 하나로 '너무 철학 논쟁만 했다'는 것을 꼽기도 합니다. 노동과 생산적인 일을 하면서 건강한 땀도 흘려야 그 안에서 자연의 이치도 깨닫고 소박한 진리도 발견할 수 있을 것입니다. 나중에는 노예들이 더 지혜로워져서 '주인님, 또 테스 형을 천국에서 찾고 있구나. 우리 그리스인들은 죽으면 하데스 지하세계로 내려가는데!'라고 비웃었을 수도 있습니다.

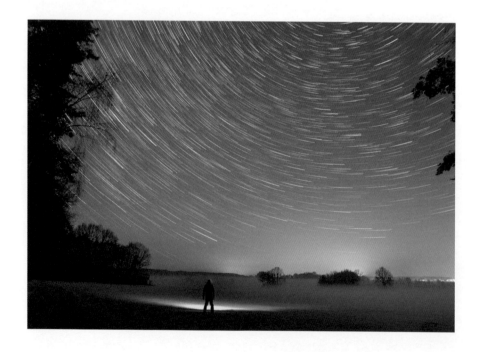

인간은 별을 바라보며 숭고미를 느끼고, 셰익스피어의 소네트를 읊조리기도 하지만, 한편으로 먹고 자고 싸야 살아가는 존재입니다. 저는 인간이 반드시 '먹고 자고 싸야' 살아갈 수 있게 만들어진 것이 참 다행이라고 생각합니다. 그런 원초적인 부분이 없다면 우리 중 몇몇은 너무나 고상해진 나머지 인간 존재의 한계성을 잊고 승천하려 들 것입니다. 하지만 이런 동물적인 부분이 있기에 까불다가도 다시 겸손해질 수밖에 없습니다.

우리는 공주인 동시에 신데렐라이고, 왕자인 동시에 개구리입니다. 평생을 언제 깨질지 모르는 유리 구두 위에서 잔뜩 긴장한 채 살아갈 수는 없습니다. 성숙해간다는 것은 재투성이 아가씨와 개구리를 받아들이고 인정하는 것입니다. 관계가 깊어진다는 것은 국제 정세와 플라톤을 논할 때도 있겠지만, 때로는 재투성이 아가씨와 개구리가 만나 전혀 건설적이지 않은 시시껄렁한 농담을 주고 받을 수 있는 사이가 되었다는 것입니다.

타인이 나를 어떻게 생각할까에 너무 연연할 필요는 없습니다. 기준이란 언제나 동일하고 변함이 없어야 의미가 있습니다. 하지만 간사한 인간의 마음은 어제는 영웅을 만들고 오늘은 죄인이라고 합니다. 바람에 흔들리는 갈대와 같이 시시각각 변하는 타인의 평가에 일일이 마음 졸이며 신경 쓰고, 그러한 평가로 자신을 규정하는 것은 어리석은 일입니다.

타인은 나를 비추어주는 거울입니다. 거울에 비친 내 모습을 보며 자신을 성찰할 수 있습니다. 하지만 '거울아 거울아' 물었을 때 매번 백설공주라고 대답한다면 때로는 '네가 아직 원숙미를 모르는구나!' 하고 와장창 깨부숴야 할 때도 있습니다.

미국의 정신과 의사 M. 스캇 펙은 『아직도 가야 할 길』에서 사랑이란 '자기 자신이나 타인의 영적 성장을 도울 목적으로 자신을 확대시켜 나가려는 의지' 라고 정의했습니다.

사랑은 단순히 감정에 빠지는 것이 아니라 분명한 목적을 실현시키기 위해 의지를 가지고 행동해야 하는 힘든 작업입니다. 사랑에는 많은 노력과 에너지와 시간이 필요하기 때문에 동시에 많은 사람을 사랑하는 것은 사실상 불가능합니다. 대음병은 모든 사람을 사랑하고, 모든 사람에게 사랑받기 원하는 환상에서 벗어나야 합니다.

선물 가게의 포장지처럼 예쁘게 꾸민 미소에 반하는 사람도 많습니다. 하지만 결국 포장지는 뜯어야 합니다. 포장이 조금 서툴러도 진심을 알아볼 사람은 결국 알아볼 것입니다.

대음병에게 필요한 것은 진심을 알아보는 사람을 '선택'하고 '집중'하는 것입니다.

6

사소한 생각과 염려
걱정근심형(소음병)

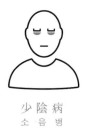

少 陰 病
소 · 음 · 병

"사소한 생각이나 염려로 인한 수면 장애가 질병을 야기한다."

소음병은 밤(陰)에 작은 행위(少)로 인해 질병이 발생하는 패턴을 말합니다. 몸을 움직이는 활동량이 줄어들면서 생각이 많아지고 사소한 것에도 예민해집니다. 이런 염려와 걱정이 수면을 방해하게 되고 숙면을 취하지 못하여 피로가 쌓입니다. 낮에는 무기력하고 자꾸만 졸려서 자려고 하고 활동량이 더욱 줄어들어 밤에는 잠을 깊이 자지 못하는 악순환이 반복됩니다.

〈제강〉

少陰之爲病, 脈微細, 但欲寐也. (소음지위병, 맥미세, 단욕매야.)

〈임상적 해설〉

• 밤에 작은 행위가 악화되어 점점 병으로 된 상태에서[少陰之爲病]

• 몸으로 움직이는 활동량이 점점 줄어들고 사소한 생각이 많아지며[脈微細], 그러한 근심과 염려로 밤에 수면에 방해를 받게 되며,

• 또한, 그로 인해 잠이 부족하면 무기력한 증상이 악화되고 잠만 자려고 한다[但欲寐也].

〈동기이론〉

소음병은 몸으로 움직이는 것을 싫어하여 활동량이 줄어들면서 사소한 생각이 많아지고 염려와 걱정으로 수면에 방해를 받으면서 무기력해지는 것이 질병의 원인이 됩니다. 사소한 생각들이 지나치게 많다는 것은 머릿속에 너무나 많은 경우의 수를 고려하는 것으로 염려와 걱정이 가중됩니다. 이런 염려와 걱정이 수면을 방해하게 되고 숙면을 취하지 못하여 더욱더 피로는 쌓이고 무기력해집니다. 그러면서 낮에는 무기력하여 자꾸만 졸려서 자려고 하고 운동량은 줄고 밤에는 잠을 깊이 자지 못하는 악순환이 반복됩니다. 이런 염려와 걱정은 두려움과 불안 등으로부터 강력한 보호를 받으려는 안전욕구가 강하게 내제되어 있는 상태입니다. 한편 스스로 독립적으로 사랑과 소속감을 쟁취하

려하기보다는 다른 사람들에게 의지하여 사랑받거나 소속감을 가지려는 또 다른 방식의 사랑 및 소속감의 욕구가 저변에 깔려 있습니다. 결국 소음병은 안전과 보호받으려는 욕구가 저지되고 사랑과 소속감 욕구가 좌절되어 위협으로 다가오면 질병이 발생하는 복합적 동기 욕구 형태입니다.

〈환자 체크 포인트〉

• 활동량과 움직임이 줄어들고 사소한 생각이 많아지면서 질병이 발생했는가?

• 밤에 염려와 걱정으로 잠자는 시간이 줄고 깊게 자지 못하면서 질병이 발생했는가?

• 잠을 충분하게 못 자면서 무기력해지고 졸려서 잠을 자꾸만 자려고 하는가?

못생겨서 죄송합니다 : 외모지상주의

아름다운 것에 끌리는 것은 인간의 본능이라지만 대놓고 아름다움의 추구를 표방한 사람들로 프랑스 상징주의 시인들을 들 수 있습니다. 보들레르의 '악의 꽃'이란 말에 함축되어 있듯이 이 거침없는 탐미주의자들은 아름다움의 창조를 지상목표로 삼았습니다.

그들은 새로운 미의 창조를 위해 자신의 삶 자체를 기꺼이 본능적인 쾌락이란 악 속에 던지는 것을 주저하지 않는 비장한 순교자였고, 전 인생을 재료로 비밀스런 꽃을 제조하는 발푸르기스 밤의 마녀들이었습니다.

미디어의 발달로 시각적인 영역이 고도로 발전하면서 전 세계에 보들레르도 울고 갈 외모지상주의가 팽배하고 있습니다. 작은 나라 안에 무슨 여신, 조각상이 그리 많은지, 결국은 그들이 먹고, 마시고, 걸치는 제품을 팔아야 하기 때문에 아름다움을 과장하며 치켜세우는 것인데 은연중에 영향을 받지 않을 수가 없습니다. 거대한 외모지상주의의 조류에 맞서 독야청청 내면의 아름다움을 수양하기에 우리의 유리 멘탈은 번번이 산산조각이 나고 맙니다.

우울증으로 자살 시도를 한 23세 남자 환자 한 분이 내원했습니다.

우울증이 온 원인을 찾아내기 위해 환자와의 깊은 대화를 시도했습니다. 사건의 발단은 고1 때로 거슬러 올라갑니다. 고1 때부터 탈모가 진행되면서 외모 콤플렉스가 심했습니다. 친구들에게 놀림을 당했고 위축되었습니다. 군대에 입대했는데 상급자가 외모를 비하하며 심하게 괴롭혔습니다. 괴로움을 견디지 못하고 불면증이 왔고 며칠 밤을 잠을 자지 못했습니다. 결국 쓰러지고 말았고 국군 통합병원 정신과에 입원했습니다.

군생활에 적응하지 못하고 의가사 제대를 했고 그 후 공익요원으로 근무하게 되었습니다. 민원인이 외모에 대해 조금이라도 언급하면 너무 민감하게 반응했고 그날 밤은 속이 상해서 잠을 이루지 못했습니다. 공익요원으로 근무하던 중 1년 전 처음으로 사귄 여자친구가 다른 남자와 사귀기 위해 그에게 결별을 선언했습니다. 그 사건 이후 자존감이 급격하게 떨어졌습니다. 그동안 쌓여왔던 외모 콤플렉스가 폭발하면서 밤새도록 물건을 던지고 소동을 피웠습니다.

이렇게 낳은 부모님이 원망스러웠고 특히 아버지에 대한 분노가 심하게 올라왔습니다. 여자 친구에게 이별을 통보 받은 후부터 분하고 우울해서 잠을 잘 수가 없었습니다. 못난 자신과 환승이별을 통보한 여자친구, 부모님에 대한 분노와 짜증, 원망이 겹쳐서 누우려고 하면 가슴이 답답하여 누울 수가 없었습니다. 결국 우울한 기분이 계속되었고 더이상 살아갈 의미를 느끼지 못하게 되면서 자살을 시도했습니다.

환자의 우울증이 심해진 원인은 가슴속에 분노와 짜증, 원망이 쌓여 밤에 잠을 푹 자지 못한 것입니다. '내일 일은 내일 염려할 것이요, 한 날의 괴로움은 그 날로 족하리라!'라는 경구가 있습니다. 우리네 인생살이는 하루에도 수많은 괴로움이 있습니다. 하지만 잠을 자면서 낮 동안 우리를 괴롭힌 육체적, 정신적 자극으로부터 잠시 단절되어 일시적으로 죽은 것 같은 상태가 됩니다. 다음 날 아침 부활하면 만물이 신선해 보이고 새로운 몸과 마음으로 다시 살아갈 힘을 얻게 됩니다. 그런데 잠을 충분히 못 자게 되면 한 날의 괴로움이 처리되지 못하고 차곡차곡 쌓이면서 몸과 마음의 항상성이 깨져버립니다.

우울한 기분을 없애기 위해 행복호르몬이라 불리는 세로토닌이란 뇌신경전달물질을 우울증 약으로 투여해주면 반짝 기분이 좋아질 수는 있겠지만 근본적인 치료가 될 수는 없습니다. 자동차가 밤낮으로 쉬지 않고 달려 고장이 났는데 이를 수리하지 않고 기름만 채워주는 격입니다. 자동차가 달리지 못한다면 어디서 고장이 났는지 찾아내기 위해 자동차를 유심히 살펴봐야 합니다. 고장난 차에서는 깜박이가 계속 깜박거린다거나 브레이크가 걸리지 않는 등 이상 신호가 나타납니다. 그러면 사용설명서를 보고 깜박이를 고치고 브레이크를 고치면 됩니다.

〈상한론〉도 마찬가지입니다. 〈상한론〉은 병든 인간의 몸과 마음에서 나타나는 이상 신호, 사인을 세밀하게 관찰하여 400개의 조문으로 분류해놓았습니다. 의사는 이상 신호를 발견하여 각 조문에 기록되어 있는 처방을 사용하여 항상성을 회복시킵니다. 〈상한론〉은 한마디로 인간사용설명서입니다.

환자는 군대 시절, 공익요원 시절, 여자친구와 헤어졌을 때 등 스트레스 상황이 발생했을 때 가슴속에 분노와 짜증이 쌓여 잠을 충분히 못 자는 패턴으로 질병이 생겼습니다. 따라서 가슴속의 분노를 사라지게 하여 잠을 푹 자게 해주면 몸과 마음이 정상으로 회복되면서 우울증은 자연스럽게 사라지게 됩니다.

소음병은 밤에 염려와 걱정으로 잠자는 시간이 줄고 깊게 자지 못하면서 질병이 발생하는 패턴을 치료합니다. 수면장애, 공황장애, 조울증, 분노조절장애 등 진단명에 구애 받을 필요 없이 정신질환이 수면 부족으로 인해서 올 때 소음병의 범주에 해당합니다.

소음병 303조에는 심중번부득와자(心中煩不得臥者)라는 표현이 나옵니다. '번(煩)'

은 불 '화(火)'와 머리 '혈(頁)'이 합쳐진 글자로 화기가 머릿속으로 들어간 듯한 느낌을 표현하고 있습니다. 마음이 번거롭고 짜증나는 상태를 말합니다. 머리에 열을 받고 있으니 뇌신경이 흥분되어 잠을 잘 수가 없고 심중에 짜증과 분노가 한가득 쌓여 누울 수가 없는 상태입니다.

이 환자는 소음병의 패턴에서 분노와 짜증, 원망으로 가슴이 답답해 누울 수 없는 현상이 나타난 것으로 보아 소음병 303조 황련아교탕을 처방했습니다.

황련아교탕은 매우 쓴 맛이 납니다. 보들레르가 독한 압생트에 취해 환각 상태에 빠져 악에서 미를 추출했듯이 가슴 속에 쌓인 분노를 녹여 꽃으로 만들기 위해서는 이렇게 쓴맛이 필요한 것 같습니다. 황련아교탕을 복용한 후 서서히 분노가 줄어들고 잠을 이루게 되면서 우울증이 치료되었습니다. 처음 내원 시 냉소적인 태도를 보이며 한약으로 자신의 외모를 어떻게 바꿀 수 있고 분노를 치유할 수 있겠냐고 공격적인 성향을 드러냈던 환자였습니다. 그러나 잠을 푹 자게 되면서 아버지에 대한 원망, 여자친구에 대한 분노가 사라지면서 자신감을 회복했습니다. 심지어 남의 탓만 한 자신이 잘못했다고 인정하면서 앞으로 당당하게 살아가겠다고 선언했습니다. 감동적인 변화였습니다. 그 후 무사히 공익근무를 마치게 되었고 대학교로 복학하게 되었습니다.

키에르케고르는 인생을 3단계로 구분했습니다.

첫 번째는 심미적 단계로 이 단계에 사는 사람들은 순간적인 쾌락만을 추구하며 살아갑니다. 그러나 인간에게는 양심이 있고, 선악을 구분하려는 본성이 있으므로 심미적 단계는 모순에 부딪히게 됩니다. 여기에서 윤리적인 갈등이 생기고, 이것이냐 저것이냐를 선택해야 하는 윤리적 결단을 내려야 하며, 심미적 단계에서 윤리적 단계로 도약하게 됩니다. 윤리적 단계에서 인간은 윤리적 기준을 충족시키는 삶을 살 수 없다는 것을 깨닫고, 자신에 대한 절망과 죄의식이 생기면서 이를 극복하는 신앙을 붙들고 종교적 단계에 도달하게 됩니다. 외모지상주의는 영원히 첫 번째 단계에 머물기를 희망하는 것입니다. 외모의 아름다움을 추구하는 것은 그 자체로 잘못은 아니지만 외적인 아름다움에만 도취되어 성숙한 단계로 나아가는 것을 방해하는 걸림돌이 될 때 문제가 됩니다. 아름다운 외모가 인간이 도달해야 할 지고지순한 목표가 될 수는 없습니다.

우리는 항상 아쉬움을 느낍니다. 아름다운 장미꽃은 곧바로 시들어버리고, 소년 소녀의 시절은 너무나 빨리 지나갑니다. 우리가 그러한 순간적인 아름다움이 사라지는 것이 아쉬워 그 안에서 미의 원형을 발견한 것처럼 호들갑을 떨고, 언어와 예술이라는 조금 더 지속 가능한 형태로, 아름다움을 묶어두고 박제시켜 시간의 파괴로부터 지켜낸 것처럼 위안을 삼는다 하더라도 진실은 변하지 않습니다. 그토록 우리를 감탄하게 했던 아름다운 외모도 한 순간에 사라지고, 수줍은 소년은 능글맞은 아저씨가 되며 아름다움은 다음 세대로 빠르게 옮겨가 우리는 또다시 새로운 찬탄의 대상을 찾게 됩니다.

인간에게는 영원을 사모하는 마음이 있습니다. 영원하지 않은 것은 우리를 진정으로 만족시킬 수가 없습니다. 외적인 아름다움을 찬양하면서도 우리 마음은 한편으로 허전하고 무언가 더 숭고한 것이 있음을 막연히 느낍니다. 왜냐하면 외적인 아름다움이 영원하지 않다는 것을 알기에 본능적으로 그것은 진짜가 아니라는 것을 파악하고 만족할 수가 없는 것입니다. 진정한 아름다움은 영원성을 품고 있어야 하고 우리의 마음을 감동시켜 우리의 본성을 조금 더 나은 방향으로 이끄는 것이어야 합니다. 그런 의미에서 고리타분하지만 진정한 아름다움은 성숙한 인격에서 우러나오는 '인간됨'이라고 생각합니다. '인간됨'에서 나오는 아름다움은 외적인 아름다움처럼 강렬하지 않고 누구나 쉽게 느낄 수 있는 것은 아닙니다. 이 아름다움을 발견하고 깨닫기 위해서는 시행착오와 인생의 연륜이 필요합니다.

'오래 보아야 예쁘다. 너도 그렇다!'

아름답지 않은 외모 뒤에 가려져 있는 보석 같은 아름다움을 간과할 때가 얼마나 많은지!

결국 화무십일홍입니다. 중년까지만 버티면 됩니다. 그때 되면 '세월이 야속

하더라!' 외모는 거의 하향평준화가 됩니다. 아름다운 사람만 좋아하는 것도 외모지상주의이지만, 모든 것을 '못생겨서 죄송합니다!' 자신의 외모 탓으로 돌리는 것도 외모지상주의입니다.

우리가 할 일은 우리를 만드신 창조주의 개성을 존중하는 것입니다. 다만 창조주가 너무 입체파에 심취해 만든 경우, 야수파에 심취하지 않은 것을 감사하며 보정해나가는 노력을 하면 될 것입니다. 예전처럼 외모가 숙명인 시대는 아닙니다. 그리고 신께서도 그렇게 무책임하지 만은 않은 것이 제 눈에 안경, 콩깍지라는 보완책을 다 마련해놓으셨습니다.

라떼는 말이야

요즘 '라떼는 말이야.'라는 말을 자주 합니다. '라떼는 말이야'는 기성세대가 자주 쓰는 '나 때는 말이야'를 풍자하는 표현입니다. 사회의 변화는 무시한 채 자신이 겪어왔던 경험만이 전부인 것처럼 생각하며 다른 사람을 평가하고 가르치려 드는 태도를 말합니다. 하지만 점점 살아갈수록 저의 협소한 경험이 절대적 기준이 될 수 없다는 생각을 하게 됩니다. 당장 '코로나19'만 봐도 저희 세대 역시 처음 겪는 경험이기 때문에 '라떼는 말이야'를 적용시킬 수 없는 상황입니다.

젊은 층에서 공황장애 증가율이 심상치 않습니다. 국민건강보험공단에 따르면 2014년부터 2019년까지 5년 동안 공황장애 증가율은 20대가 24.5%로 가장 높았다고 합니다.

그렇다면 유사 이래로 가장 죽음의 공포를 예민하게 느끼는 신인류가 등장한 것일까요? 사실 청춘의 때는 아직 가치관이 정립되지 않았기 때문에 누구나 혼란스럽습니다. 그렇기 때문에 현재 20대가 겪고 있는 고민들은 본질적인 측면에서 본다면 이 세대만 겪는 새로운 것이라고 보기에는 어렵습니다. 하지만 동시에 시대의 급격한 변화 속도의 측면에서 본다면 지금 20대의 고민은 기존 세대가 겪어본 적이 없는 전혀 새로운 것이라고 할 수도 있겠습니다.

청춘의 가장 큰 특징은 반항이라고 할 수 있습니다. '이유 없는 반항'이 아니고 '의미 있는 저항'입니다. 사회 초년병으로 세계에 첫 발을 내딛는 순간 그동안 머릿속에서 그려온 이상적인 세계와 하루하루 마주하는 현실 사이의 괴리에서 '젊은' 베르테르는 괴로워합니다. 기존의 가치를 고수하려는 기성세대에게 이들은 불온한 세력이지만 세상의 불합리와 모순에 맞서 저항하는 것은 청춘의 특권입니다. 이러한 청년 때의 거룩한 분노가 없다면 인간사회는 진보할 수 없었을 것입니다. 20대 때의 고민은 정도의 차이가 있을 뿐 우리 역시 겪어온 것들이기에 그 시절 미래에 대한 불안, 컨트롤할 수 없는 감정의 변화, 우울함, 발버둥쳐봐도 세상을 바꿀 수 없다는 무기력감에 대해서는 '라떼는 말이야'라고 조언할 수 있을 것입니다. 하지만 '라떼는 말이야'라고 단순 비교할 수 없는 현재를 살아가는 이 시대 20대 청년들의 특수한 측면들이 또한 있습니다.

20대 공황장애 환자가 급격하게 증가한 요인은 사회적, 개인적인 측면으로 나누어 볼 수 있습니다. 사회적인 측면에서 보자면 지금 20대는 이전 세대에 비해 사회의 불합리에 저항하는 경향은 약해보입니다. 그럴 수밖에 없는 것이 시스템은 이미 공고해졌고, 성장률은 정체기를 맞았으며 사회는 안정기로 접어들었습니다. 저희 세대는 세상의 불합리에 저항하는 청춘의 특권을 누리다가도 '봄 한철 격정을 인내한 사랑도 지고, 나의 청춘이 꽃답게 죽을 때' 기성세대로 자연스럽게 편입될 수 있는 통로가 열려 있었습니다. 사회 계층 간 이동이 자유롭고 급속하게 성장하는 시기여서 일자리 창출이 많았고, 인생의 큰 전환점이자 개인의 삶에 안정감을 주는 취업, 결혼 등을 대다수의 사람들이 무난하게 할 수 있었습니다.

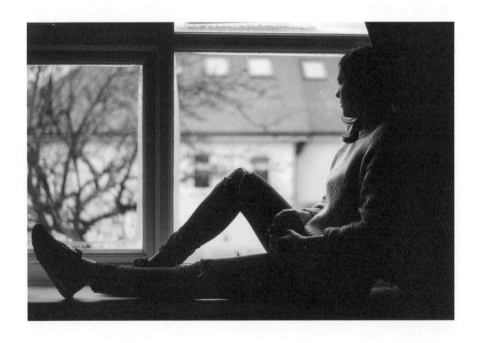

지금 20대는 이미 공고해진 사회 시스템을 전복시킬 수 없다는 것을 너무나 잘 알고 있습니다. 그 시스템에 저항하다 한번 뒤처지면 영영 뒤처지고 두 번의 기회는 없다 보니 후기 자본주의 시스템을 큰 저항 없이 받아들입니다. 그 안에서 승자가 되기 위해 전력투구하지만 저성장, 마이너스 시대에 새로운 일자리 창출 자체가 어렵고, 바둑 천재 이세돌도 아닌데 인간이 아닌 AI와도 경쟁해야 하다 보니 취업의 문은 더욱 좁아져 소수의 승자만이 독식하게 되고 나머지 대다수는 패배감, 무력감을 느낍니다. 거창한 목표를 추구하기 보다는 소확행을 누리고 '하마터면 너무 열심히 할 뻔했다'와 같은 웃는 게 웃는 게 아닌 상황이 되어버립니다. 이 시대 청춘들에게 공황장애가 급증한 것을 전적으로 개인의 무기력함, 나약함으로 돌리기보다는 저성장 시대의 어두운 그림자라는 사회적인 맥락 속에서 이해할 필요가 있습니다.

공황장애 증가의 개인적인 측면은 가족 형태의 변화와 연관 지을 수 있습니다. 고도로 복잡해진 조직사회에서 언제든지 대체될 수 있는 부품으로 전락하여, 경제적 효용가치를 높여 나라는 상품을 비싸게 팔기 위해 인터넷 강의를 듣고 자격증을 따고 시험 준비를 합니다. 다른 사람들과 동일한 목표를 향해 경쟁적으로 돌진하다 보면 신경은 날카로워지고 피로와 스트레스가 쌓여 하루를 마칠 때쯤이면 이미 녹초가 되어 버립니다. 가정으로 돌아와 지친 일상을 달래고, 드디어 나의 이용가치가 아닌 나 자신을 인격적으로 대해줄 가족 구성원과의 만남을 고대해보지만 이들 역시 이미 지칠 대로 지쳐 있어, 따뜻한 말

한마디는커녕 신경을 긁는 대화가 오고갈 뿐입니다. 그나마 그런 가족이라도 있으면 다행인데 1인 가구의 증가로 친밀한 관계를 나누고 싶은 욕구를 '시리'와 대화하며 풀고, 편의점에서 산 인스턴트 식품으로 혼밥을 해야 하는데 세상에 나 홀로 툭 떨어져 있는 듯한 공포가 안 생길래야 안 생길 수가 없습니다.

20대에 공황장애로 한의원에 내원하는 분들은 크게 두 가지 타입으로 나뉩니다. 불우한 환경에서 자라 유년 시절 트라우마가 있었는데 어떤 계기로 인해 촉발된 경우가 있고, 반대로 너무 온실 속의 화초로 자라 작은 시련에도 흔들리는 경우입니다.

29세 카페사장님이 내원했습니다. 사장님인데 카페에 가는 것이 무서웠다고 합니다. 카페에 들어서면 호흡곤란이 오고 가슴이 두근거리고 몸이 벌벌 떨렸습니다. 고등학교 때 부모님의 사업 실패로 가세가 기울었고 부모님이 많이 다투었습니다. 스트레스로 탈모까지 오게 되었고 미래에 대한 불안으로 잠을 이룰 수 없었습니다. 특히 어머니와 갈등이 많았습니다. 어머니는 힘들게 살아온 과거 때문에 말을 할 때마다 잔뜩 화를 내서 대화가 통하지 않았습니다. 아버지는 항상 큰 소리를 쳤지만 약속을 지키지 않았습니다. 부모님에게서 빨리 독립하고 싶어서 졸업 후 음식점, 술집 등에서 아르바이트를 했습니다. 자연스럽게 자리가 잡히면 자영업을 해야겠다는 생각을 하게 되었습니다.

어느 날 갑자기, 어머니가 아무런 상의도 없이 덜컥 카페를 열자고 하면서 건물주와 계약 자리를 마련했습니다. 어머니는 예전에도 아무런 계획 없이 5~6차례 가게를 열었다가 모두 정리한 경험이 있었습니다. 차근차근 준비해서 창업을 하고 싶었는데 어머니의 일방적인 권유를 거절하지 못하고 계약을 하고 말았습니다. 알고 보니 권리금 2,000만 원도 없는 상태였습니다. 겨우 어머니가 외가에서 2,000만 원을 빌려서 돈을 마련했습니다. 원래 계획은 낮에는 커피를 팔고 밤에는 작은 술집을 운영하는 것이었는데 건물주가 주류 판매는 안된다고 했습니다. 걱정이 태산이었습니다. 건물만 계약해놓고 커피머신, 테이블 등도 마련하지 못해서 오픈도 못하고 월세만 꼬박꼬박 나가고 있는 상황이었습니다. 커피만 팔아서는 월세내기도 힘들 것 같았습니다.

그때부터 밤에 잠이 오지 않았습니다. 한 시간도 못 잤고, 잠이 들어도 고함을 지르고 깨어났습니다. 이 자리에서 책임지고 끝까지 해보아야겠다는 생각보다 도망치고 싶은 생각만 들었습니다. 카페에 들어서면 숨이 쉬어지지 않고 가슴이 미칠 듯이 뛰고, 부담감 때문에 앞이 안 보이고 이러다 죽을 것만 같았습니다.

이 환자에게 공황장애가 오게 된 원인은 미래에 대한 걱정과 두려움으로 잠을 이루지 못한 것입니다. 수면시간이 줄어들면서 심장이 두근거리고 온몸이 떨리는 이상 현상이 발생했습니다.

소음병은 밤에 염려와 걱정으로 잠자는 시간이 줄고 깊게 자지 못하면서 질병이 발생하는 패턴을 다루고 있습니다. 이 환자는 소음병에 속하고 '계(悸)'라는 이상 현상이 나타났습니다. '계'란 가슴이 두근거리거나 근육이 떨리면서 불안해하고 눈물을 흘리려는 모습을 말합니다. 심장이 두근거리고 온몸이 떨리는 이상 현상을 치료하기 위해 소음병 318조 회역산을 처방했습니다.

서서히 다시 숙면을 취하게 되고 '계'가 사라지면서 공황장애가 치료되었습니다. 엄밀히 말해서, 이 환자의 경우 부모님이 무리하게 카페를 벌이지만 않았어도 공황장애가 발생하지 않았을 것입니다.

두 번째 케이스는 공학석사 과정을 밟고 있는 명문대 대학원생이었습니다. 부모님이 공부에 관심이 많으셨지만 화목한 가정에서 큰 어려움 없이 자랐습니다. 학사 때 학점이 좋지 않았는데 석사에 올라오면서 새로 공부해야할 부분이 많아져서 부담을 느꼈습니다. 거기에 군대 대체복무 문제가 겹쳐서 스트레스를 받았습니다. 중간고사를 볼 때 숨이 차오르면서 답답하고 조이는 느낌이 있었습니다. 호흡이 곤란하고 가슴 통증이 왔습니다. 그 후 마감기한이 임박해서 압박감이 있거나 교수님, 친구들에게 싫은 소리를 들었을 때 가슴이 답답하고 아프고, 호흡곤란이 일어났습니다. 이 환자의 경우 주변에서 부러워하는 모범생에 아무도 뭐라고 하는 사람이 없었는데, 큰 어려움이 없이 자라다 보니 조그마한 자극에도 압박감을 이기지 못하고 공황발작이 오고 말았습니다.

요즘 20대의 경우 이전 세대에 비해 부족함이 없는 생활을 해온 친구들이 많습니다. 어렸을 때부터 부모가 모든 어려움을 해결해주다 보니 새로운 환경에 놓이거나 조금의 자극이 와도 불안해하며 공황장애가 오게 됩니다. 마음의 근육을 단련시켜 세상에서 사정을 봐주지 않고 휘두르는 라이트, 레프트 펀치를 버텨내야 하는데, 잎새에 이는 바람에도 괴로워하며 주유소 앞에 서 있는 바람풍선처럼 이리저리 휘청거립니다. 엄살 그만 부리고 마음의 맷집을 키워서 현실에 단단하게 뿌리박아야 합니다.

까마득하게 느껴지지만 우리도 20대를 겪었습니다. 세상의 모든 책을 읽어버린 파우스트 박사마저도 악마에게 영혼을 파는 조건으로 얻은 것이 젊음이라지만 왠지 모르게 다시 돌아가고 싶지는 않은 시절이 20대인 것 같습니다. 지금은 비록 기억조작으로 미화되었지만 그만큼 모든 것이 불확실하고 불안하고 치열했던 시절이었던 것 같습니다. 지금 고통 중에 있는 20대 청년이 있다면 당장은 너무 힘들고 환경이 원망스럽겠지만 참고 견디다 보면 젊은 시절의 사서 고생이 인생을 살아가는 데 가장 좋은 스승임을 알게 될 것입니다. 멀고 먼 젊음의 뒤안길에서 이제는 돌아와 거울 앞에 선 기성세대로서 이 시대 20대 청년들의 불안에 공감하고 조용히 응원하겠습니다.

건강염려증, 상상력이 너무 풍부한 당신

코로나19 사태가 장기화되면서 전 세계가 큰 어려움을 겪고 있습니다. 최근 코로나19로 인한 건강염려증으로 내원하는 환자들이 증가하고 있습니다.

건강염려증은 자기 몸에 대해서 이상할 정도로 비상한 관심을 갖고, 사소한 증상을 과도하게 해석하여 불치의 병에 걸렸다고 확신하는 상태를 가리킵니다. 평소 세심하게 몸의 변화를 관찰하고 목에서 멍울 하나만 만져져도 혈액검사, 흉부 엑스레이, 갑상선 초음파 등 한 달 사이에 5~6가지 검사를 받고 오시는 분도 있습니다. 검사 결과 이상이 없다고 해도 병에 걸렸다는 불안이 사라지지 않아 일상생활이 힘들어 집니다.

건강염려증 환자들은 한편으로 상상력이 너무 풍부한 당신입니다. 관심 있는 여성분이 빙긋 한 번 웃어주면 김칫국을 제조하며 손자 볼 생각까지 하는 분들입니다. 파스칼은 『팡세』에서 상상력에 대해 이야기하며 한 법관의 예를 듭니다. 사람들은 법관이 등장하기 전 이런 저런 상상을 합니다. '민중으로부터 존경받는 법관은 어떤 모습일까, 순수하고 고귀한 지성으로 자신을 다스리고, 사건의 진상에 따라 판결할 분은 달라도 다를 거야.'라고 상상하며 자신들의 이성을 굳게 하고 옷깃을 여미며 판결을 들으려 합니다. 이 때 법관이 나타나서 상상했던 바와는 달리 쉰 목소리로 말하며 이상한 얼굴을 하고 있다고 가정해 봅시다.

마침 이발사가 면도를 잘못하여 얼굴까지 더럽혀졌을 경우 그가 아무리 위대한 진리를 말한다 할지라도 사람들의 이성은 허물어지고 들으려 하지 않을 것입니다. 많은 부분이 상상력에 의존하고 있습니다. 연예인들은 이를 잘 알기 때문에 좋은 이미지를 관리하고 있는데, 실제 생활은 이미지와 달라 깜짝 놀라게 되는 경우가 간혹 있습니다. 좋은 사람처럼 보이는 것보다 좋은 사람이 되어야 할 것입니다. 의사 역시 흰 가운이 주는 권위 뒤에 숨을 것에 아니라 참된 의술을 기르는데 힘써야 합니다.

파스칼은 말합니다.

'이성은 아무리 소리쳐 봐도 소용이 없다. 상상력은 사람을 행복하게도 하고 불행하게도 하며, 건강하게도 하고 병들게도 한다.'

건강염려증 환자분들도 이성적으로는 충분히 알고 있지만 도저히 병에 걸린 것 같은 병적인 상상을 끊을 수가 없어서 괴로워합니다.

30세 남자 환자 한 분이 건강염려증으로 내원했습니다. 최근 요도염이 발생하여 항생제를 복용하고 있었습니다. 혹시 에이즈에 걸린 것은 아닐까 하는 두려움에 빠졌습니다. 검사 결과 에이즈가 아니었으나 불안과 두려움은 사라지지 않았습니다. 그 후로 깊은 잠을 자지 못하고 설치게 되었습니다. 평소에도 꼼꼼하고 세심한 타입으로 몸에 조그마한 이상이 있으면 확대해석하는 경향이 있었는데 잠까지 못 자게 되자 불안이 더 심해졌습니다.

그 분은 결혼을 앞둔 여성과 동거 중이었습니다. 에이즈에 걸렸을지도 모른다는 생각이 온통 머릿속을 지배하면서 동거하는 여성을 의심하게 되었습니다. 여성에 대한 분노가 치밀어 올랐습니다. 그 후로 점점 근육 경직이 오기 시작하더니 혀가 굳어지고 목이 아프기 시작했습니다. 인후 부위가 굳어지고 발음이 잘 안되고 말을 더듬으면서 말이 원활하게 나오지 않았습니다. 혹시 이러다가 영원히 언어 장애가 되지 않을까 하는 공포와 두려움까지 겹쳐 건강염려증이 더 심해졌습니다.

이 환자에게 건강염려증이 심화된 원인은 평소 생각이 많고 미리 걱정하는 타입이었는데 염려로 수면시간이 줄고 깊게 잠을 자지 못한 것입니다. 건강염려증이 있다고 하더라도 밤에 푹 자면서 병적인 생각을 잠시 단절하고 뇌의 노폐물을 청소해준다면 지금처럼 심해지지는 않았을 것입니다. 하루 종일 사소한 생각과 염려를 하다 보니 뇌신경이 흥분되어 밤에도 잠이 오지 않고, 잠이 오지 않으니 또 염려를 하게 되는 악순환이었습니다. 환자의 건강염려증을 치료하기 위해서는 우선 잠을 푹 잘 수 있게 해주어야 합니다.

소음병은 밤에 염려와 걱정으로 잠자는 시간이 줄고 깊게 자지 못하여 질병이 발생하는 패턴을 가리킵니다. 소음병 환자들에게는 '맥미세, 단욕매야(脈微細, 但欲寐也)'라는 현상이 나타납니다. '脈(맥)'은 인간의 활동, 움직임을 말합니다. '微(미)'는 발의 움직임을 나타내는 '彳(척)'과 손의 동작을 뜻하는 '攵(복)'이 있고 가운데에 머리를 산발한 노인의 모습이 들어있는 글자입니다. '細(세)'는 갓난아이 이마 위의 말랑말랑한 숨골을 의미합니다. 따라서 '맥미세'는 산발한 노인처럼 활동량, 움직임이 줄어들고 동작이 느리고 힘이 없으며, 어린아이의 숨골처럼 세밀하고 사소한 생각이 많아지는 것입니다. '단욕매야'란 잠을 충분히 못 자게 되면서 무기력해지고 졸려서 자꾸만 자려고 하는 현상입니다.

코로나19로 인해 외부활동이 줄어들면서 집에 있는 시간이 길어지고 있습니다. 활동량, 움직임이 줄어들면 우두커니 있으면서 이런저런 생각이 많이 나고 밤에 잠이 잘 오지 않습니다. 잠이 오지 않으면 또 이런 저런 생각, 걱정이 떠오르고 다음날 무기력하고 졸리고 동작에 힘이 없어집니다. 소음병 환자들은

검도나 태권도, 복싱과 같은 격렬한 운동을 하면서 신체 활동을 늘리고, 대담
성을 키워야 합니다. 달밤에 체조하고 피곤해서 잠으로 빠져드는 것도 한 가지
방법일 것입니다.

이 환자는 소음병에 속하고 혀가 굳어지고 인후가 아프기 시작하면서_{(下利咽}
痛) 가슴에 건강에 대한 두려움과 공포로 가득하고 동시에 분노가 치밀어 오르
면서 병이 온 점(胸滿心煩者)으로 보아 소음병 310조 저부탕을 처방했습니다. 서
서히 혀가 굳어지며 말을 더듬는 현상, 건강염려증이 치료되었습니다.

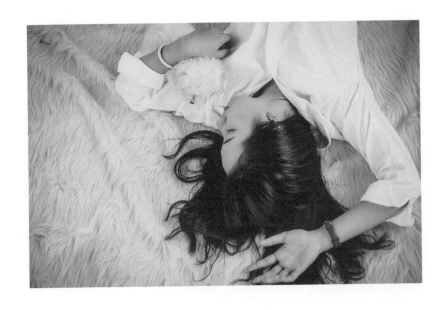

건강에 대한 염려를 하기 전에 먼저 왜 건강하려 하는가를 생각해보아야 합니다. '건강이 최고다!'라는 말이 있지만 인생에서 도달해야 할 목표가 다만 '잘 먹고 잘 살고 육체를 오랫동안 건강한 상태로 보존하는 것'일까요? 홈쇼핑마다 이것만 먹으면 천년만년 살 것처럼 건강기능식품을 선전하며 유혹하고 있지만 결국 인간의 몸은 노화를 맞이하고 소멸됩니다. 건강은 인생을 행복하게 보내기 위한 하나의 수단이 될 수는 있겠지만 그 자체가 목적은 아닙니다. 인간을 인간되게 하는 '인간성'은 건강을 뛰어넘어 그 이상의 가치를 추구하는 것입니다.

사고로 하반신이 마비되어 하루 종일 누워 있는 환자를 만난 적이 있었습니다. 위로조차 할 수 없는 고통을 묵묵히 감수하면서도 그 분은 오히려 상대를 걱정했습니다. 육체는 이미 질병에게 잠식당해 '건강함'이라 부를 만한 것은 아무 것도 남아 있지 않았지만 앙상해지고 힘없이 축 늘어진 다리와 불규칙적으로 떨리는 손을 가진 창백한 그분에게서 '인간됨'을 느꼈습니다. 비록 질병이 건강을 앗아갔지만 그 너머로 빛나는 타인에 대한 배려, 수줍게 고마움을 전하는 모습에서 인간성의 본질을 보았기 때문입니다. 인간의 존엄은 건강을 파괴한 질병이 감히 삼킬 수 없는 것이었습니다.

멕시코의 화가 프리다 칼로는 6세 때 소아마비를 앓았고 18세에 교통사고로 척추와 오른쪽 다리, 자궁을 크게 다쳐 평생 30여 차례의 수술을 받았습니다.

하지만 건강의 상실은 그녀의 예술혼을 깨뜨리지 못했고 제 3의 눈으로 세상을 바라보게 해주었습니다. 그녀는 사고로 인한 정신적, 육체적 고통을 극복하고 원시의 강렬한 색채로 누구보다 생명력 넘치는 작품을 탄생시켰습니다. 건강을 염려하지 말라고 해서 오늘부터 줄담배를 피우고 말술을 마시자는 말은 아닙니다. 건강은 건강할 때 지켜야 하겠지만 건강이 지상목표가 되어버리고 건강을 해칠까 봐 아무것도 못 한다면 인간을 단지 잘 사육된 '물, 단백질, 지방 덩어리'로 축소시키는 것입니다.

사명이란 말이 있습니다. 명령을 받는다는 뜻입니다. 생명을 받는다고 할 수도 있겠습니다. 사람이 이 세상에 태어날 때는 하늘로부터 생명을 받습니다. 그리고 명령을 받습니다. 우리는 죽음을 '돌아간다'라고 표현합니다. 언제 돌아갈 수 있을까요? 우리가 받은 명령을 완수했을 때입니다. 우리가 받은 명령, 미션이 임파서블한 상태로는 돌아가고 싶어도 돌아갈 수 없습니다. 우리가 이 세상에 존재하는 이유는 각자의 사명이 있기 때문입니다. 사명을 완수할 때까지는 생명이 끝나지 않는다고 생각합니다.

실제로 마음의 염려는 아무런 유익이 없습니다. 염려한다고 해서 바뀌는 것도 없고 우리의 뼈를 녹일 뿐입니다. 지켜야 할 것 중에 더욱 마음을 지켜야 하는 이유입니다. 우리가 걱정했던 일들은 대부분 일어나지 않습니다. 일본 소설 『너의 췌장을 먹고 싶어』에 보면 모두들 췌장암에 걸린 주인공이 암으로 죽을 것이라고 예상하지만 전혀 다른 형태의 죽음을 맞이합니다.

『리니지』의 작가 신일숙이 말했습니다.

'인생이란 언제나 예측불허, 그리하여 생은 의미를 갖는다.'

산더미 같이 불어난 염려로 눈앞이 깜깜할 때, 한꺼번에 모든 문제를 해결하려다 문제에 짓눌리기보다는 다만 한걸음을 앞으로 내딛으면 됩니다. 물론 단순히 염려가 많은 정도가 아닌 건강염려증은 고통스런 질환이므로 적절한 치료를 받을 것을 권유해드립니다.

죽음, 끝이 아닌 새로운 시작

인간을 이루는 핵심감정은 불안입니다. 혹자는 우스갯소리로 인간은 흙 플러스 불안으로 이루어졌다라고 합니다. 불안의 근본적인 이유는 인간의 삶이 유한하다는 것입니다. 철학이 '웰빙(well-being)'에 대한 해답을 제시하는 것이라면 '웰다잉(well-dying)'은 종교의 영역입니다.

30대 초반 남자환자 한 분이 불면증과 수전증으로 내원했습니다. 불면증이 처음 발생한 시기는 10년 전 군 복무 시절로 거슬러 올라갑니다. 군 복무 시절 갑자기 어머니가 돌아가셨다는 소식을 접했습니다. 20대 초반의 청년에게 어머니의 갑작스런 죽음은 큰 충격이었습니다. 어머니에게 하고 싶은 말도 하지 못하고, 마지막 순간을 함께하지 못했다는 슬픔에 하늘이 무너지는 것 같았습니다. 무슨 위로의 말이 있을까요? 말로 표현하기 어려운 순간이 있습니다. 그리운 것은 그리운 대로 남겨두듯이 고통 받는 사람들 옆에서 어쭙잖은 말로 위로하고, 인생을 해석하려 하기보다는 그냥 옆에서 잠잠하게 머물러주는 것이 좋을 듯합니다.

　사람들은 행복하고 기쁜 것이 좋다고 하지만 윤동주 시인은 시 「팔복」에서 '슬퍼하는 자는 복이 있나니'라고 말합니다. 왜냐하면 저희가 영원히 슬플 것이기 때문입니다. 슬픔을 통해 인간은 인생의 본질에 다가갈 수 있습니다. 또한 그 슬픔으로 다른 사람을 위로할 수 있습니다. 영화 속 주인공의 처지에 공감하여 눈물을 흘리거나, 내 자신의 서러움에 북받쳐 울어본 적은 있어도 진심으로 이 세상의 슬픔에 애통한 적은 너무나 오래 된 것 같습니다.

　'언제부턴가 갈대는 속으로 조용히 울고 있었다. 산다는 것은 속으로 이렇게 조용히 울고 있는 것이란 것을 그는 몰랐다.'

　신경림의 갈대는 왜 그렇게 울었을까요? '사랑 없음'에 조용히 울었다고 생각합니다. 톨스토이가『사람은 무엇으로 사는가』에서 말한 것처럼 사람은 떡으로만 사는 것이 아니고, 사랑의 힘으로 살아갑니다. 청년이 어머니의 죽음 때문에 그토록 슬퍼한 이유는 사랑이 없어졌기 때문일 것입니다. 자신을 떡을 늘리기 위한 수단으로 보는 것이 아니라, 한 인간으로 진심으로 사랑해준 사람이 세상에서 사라졌기 때문에 그 사랑 없음에 슬퍼했을 것입니다.

　이 환자는 그 충격 이후로 여러 가지 생각과 미래에 대한 불안, 걱정으로 밤을 지새웠습니다. 특별 휴가로 장례를 치르면서도 믿기지 않았고 꼬박 밤을 새웠습니다. 그 후로 수면 사이클을 잃어버리고 말았습니다. 군대에 복귀해서도 밤마다 어머니 생각에 눈물이 나고 서글픔이 밀려왔습니다. 말 그대로 『데미안』의 싱클레어처럼 하루에도 두 세계를 오가며 살았습니다. 낮 동안 공적인 세계에서는 엄격한 규율을 따르며 철저히 감정을 억제했고, 밤이 되어 혼자만의 시간이 오면 슬픔이 밀려와 마음이 무너졌습니다. 이러지도 저러지도 못하는 상황에 가슴이 답답하고 짜증이 났습니다. 밤에 자려고 누워도 가슴이 답답하여 편하게 누울 수가 없었습니다.

그때부터 억지로 잠을 청하려 소주를 마시게 되었고 소주 2병 정도를 마시고서야 겨우 잠이 드는 습성이 생겼습니다. 제대 후 무역업을 하게 되었는데 시차 때문에 밤에 외국에 연락을 하는 업무를 하게 되면서 또 잠을 잘 수가 없었습니다. 매일 소주 2병을 마시며 잠이 들다 보니 최근에는 손이 떨리는 수전증까지 오게 되었습니다.

이 환자는 어머니의 죽음으로 인한 슬픔, 불안, 걱정으로 숙면을 취하지 못하여 질병이 발생한 것으로 보아 소음병으로 진단했습니다. 군대에서 마음대로 할 수 없는 상황에 짜증이 나고 스트레스가 쌓여 자려고 해도 가슴이 답답하여 편하게 누울 수가 없는 현상이 점점 심해진 것으로 보아(得之二三日, 以上心中煩不得臥者) 소음병 303조 황련아교탕을 처방했습니다. 점차 10년 동안 쌓인 가슴 속에 짜증이 풀어지면서 수면 패턴이 정상으로 돌아왔고, 술이 없이 잠을 잘 수 있게 되면서 수전증이 치료되었습니다.

사랑하는 사람의 죽음 때문에 우울증, 수면장애, 건강염려증이 발생한 환자들이 많습니다. 문화권에 따라 죽음을 대하는 방식이 다른데 죽음관을 형성하는데 가장 큰 영향을 미치는 요소는 종교입니다. 최준식 이화여대 교수님의 논문 「한국인의 죽음관–내세관의 형성을 중심으로」에 서는 한국인의 죽음관을 형성한 종교로 유교와 무속신앙을 들고 있습니다.

이 두 종교는 현세 중심적이며 죽음에 대해서는 매우 부정적입니다. 이는 유교의 장례절차를 보면 알 수 있습니다. 장례절차는 '복'이라고 세 번 외치며 망자에게 돌아오라고 하는 고복의식으로 시작됩니다. 가는 사람을 저승으로 편하게 보내주는 것이 아니라 무조건 이승으로 돌아오라는 것입니다. 곧 사잣밥이 차려집니다. 인간의 죽음을 삶의 자연스러운 과정이 아니라 저승사자가 와서 죄인을 붙잡아가듯이 끌고 가는 것이라고 생각하기 때문에 저승길을 편하게 가기 위해 저승사자에게 일종의 뇌물을 바치는 것입니다.

죽음 자체를 매우 부정적으로 보았기 때문에 부모가 노환으로 자연사를 해도 자식은 죄인으로 간주 되어 3년 동안 죄인처럼 옷을 입고 머리를 풀어헤쳐야 했습니다. 무속신앙도 마찬가지입니다. 무속신앙의 목표는 현세에서 액을 물리치고 가능한 많은 복을 받아 무병장수하고 부귀영화를 누리는 것입니다. 저승관은 불교의 것을 빌려왔을 뿐 죽음이나 그 이후의 세계에 대해서는 그다지 관심을 두지 않습니다. 이렇다 보니 한국인은 '님아, 그 강을 건너지 마오' 삶과 죽음을 단절로 생각하고 죽음으로 인한 상실감, 슬픔을 더 크게 받아들이는 것 같습니다.

하지만 남미 문화권에서는 산사람, 죽은 사람이 자연스럽게 섞여서 함께 살아갑니다. 콜롬비아의 소설가 마르께스의 노벨문학상 수상작인 『백년의 고독』은 마술적 리얼리즘이란 평가를 받으며 소설의 종말을 비웃은 작품입니다. 마꼰도라는 마을을 배경으로 부엔디아 가문의 흥망성쇠를 다루고 있는데 부엔디아 가문의 사람들은 몇 대에 걸쳐 같은 이름을 갖고 살아갑니다. 증조할아버지, 손자의 이름이 같다 보니 소설을 읽다가도 또 살아난 것처럼 헷갈립니다. 죽은 할아버지도 버젓이 집안에서 돌아다니며 함께 살아가고, 머리에 도끼가 박혀 죽은 사람이 자기를 죽인 사람을 찾아와 허심탄회한 대화를 나누기도 합니다.

저는 점점 마르께스의 세계관에 동의하게 됩니다. 인간은 자신의 인식 속에서 살아갑니다. 과거는 기억으로 현재의 삶에 영향을 미칩니다. 기억이 있다면 함께 할 수 있습니다. 사실과 진실은 다릅니다. 지구 반대편 포르투갈에 한 사람이 살고 있습니다. 그것은 사실입니다. 하지만 그 포르투갈인을 나는 인식할 수 없으므로 그는 나의 삶에 아무런 영향을 미치지 못합니다. 사랑하는 사람이 죽었습니다. 이것은 사실입니다. 하지만 그는 또한 살아있습니다. 이것은 진실입니다. '너를 생각만 해도 난 강해져' 사랑하는 사람은 나의 인식 속에서 계속 나의 삶에 영향을 미치기 때문에 죽었어도 사실은 함께 살아 있는 것입니다.

사실 우리의 문제는 사별한 사람을 너무 사랑하는 것이 아니라 덜 사랑하는 것입니다. '밥만 잘 먹더라'라는 말처럼 육체를 가진 인간의 태생적인 연약함을 말하는 것이 아닙니다. 사랑하는 사람을 눈으로 볼 수 없고, 대화할 수 없고, 함께 할 수 없고, 결국 그 사람이 나에게 주는 기쁨, 유익이 사라졌으니 나는 앞으로 어떻게 살아가야 하나 사랑의 뒤에 자기중심성이 있습니다.

사랑은 호르몬의 작용으로 가슴이 두근거리고, 생각만 해도 설레고 떨리는 것이 아니라, 사랑은 언제나 오래 참는 것입니다. 비록 현실 세계에서 더는 만날 수 없지만 받은 사랑의 깊이와 무게를 알기에 함부로 행동하지 않고 모든 것을 참고, 모든 것을 견디며 너를 다시 만날 그날까지 나에게 주어진 길을 가는 것입니다.

이런 사랑을 한 사람이 영화 〈타이타닉〉의 로즈입니다. 잭은 로즈의 빛깔과 향기에 알맞는 이름을 불러주었습니다. 잭은 비록 차가운 얼음 속으로 가라앉았지만 로즈는 그 사랑을 잊지 않고 잭이 꿰뚫어 보았던 붉은 장미 같은 정열적인 삶을 살았습니다. 로즈가 잭만을 생각하며 슬픔에 잠긴 것이 아니라 그 후로 손자, 손녀도 낳고 잘 살았다는 것이 영화의 핵심인 것 같습니다. 누구나 살아가면서 상실을 겪지만 잠깐 시간을 멈추고, 달력을 넘기지 않고 슬픔이 사라질 때까지 기다렸다가 괜찮아졌을 때 다시 살아갈 수는 없기에 우리는 그 자리에만 머물 수 없고 또 살아가야 합니다. 새로운 만남과 헤어짐으로 인생을 풍성하고 아름답게 채색해나가야 합니다.

죽음학의 대가인 엘리자베스 퀴블러 로스는 수많은 환자들의 임종을 직접 지켜보고, 약 2만 가지 임사체험자들의 사례를 수집, 연구한 결과, 죽음은 고치에서 나비로 변하는 과정처럼, 소멸이 아닌 옮겨감이라고 말했습니다. 눈에 보이는 세계가 전부는 아닙니다. 어린왕자의 말처럼 정말 중요한 것은 눈에 보이지 않습니다. 우리가 사랑하는 사람들은 소멸된 것이 아니라 다른 차원으로 옮겨갔기 때문에 볼 수 없는 것입니다. 사실 마음으로 보면 볼 수 있습니다. 그리고 머지않아 우리 또한 아름답고 슬픈 이 별을 떠날 날이 올 것입니다.

죽음은 끝이 아닌 새로운 시작입니다.

My Heart Will Go On.
죽음은 삶의 완성이자 사랑의 완성입니다.

7

과도한 몰입
집착형(궐음병)

厥 陰 病
궐 음 병

"과도한 몰입을 했으나 자신의 뜻대로 되지 않을 때 질병이 발생한다."

궐음병은 무언가에 혼신의 힘을 다하여 정신적으로 몰입했으나(厥) 뜻대로 이루어지지 않았을 때 질병이 발생하는 패턴을 말합니다.

〈제강〉

厥陰之爲病, 氣上撞心, 心中疼熱, 飢而不欲食, 食則吐, 下之, 利不止.

(궐음지위병, 기상당심, 심중동열, 기이불욕식, 식칙토, 하지, 리부지.)

〈임상적 해설〉

• 밤에 무언가에 몰입하는 행위가 점점 악화되어 병이 된 상태에서
   [厥陰之爲病]

• 호흡하는 숨이 답답하며 위로 차오르면 심장을 치듯이 쿵쿵거리며
   [氣上撞心]

• 가슴 부위는 늘 열이 나듯 쓰리고 아프며[心中疼熱]

• 배가 고파도 음식을 먹지를 못하고[飢而不欲食]

• 음식을 먹으면 바로 위로 올라오고[食則吐]

• 설사를 한번 하면[下之]

• 그치지를 않으며 살이 많이 빠진다[利不止].

〈동기이론〉

궐음병은 자기가 좋아하는 것에 필(feel)이 꽂힌 상황에 혼신의 힘을 다하여 정신적으로 몰입을 하는 것이 질병의 원인이 됩니다. 정신적인 몰입을 한다는 것은 자신을 완성하려는 욕구 즉, 자신의 잠재성을 극대화하려는 성향을 의미합니다. 곧 자아실현 욕구가 강하여 자기주장이 매우 강합니다. 자아실현 욕구가 강하다는 것은 자기애가 강하여 사고방식 자체가 자기중심적이며 자기 방식으로 관철하려고 하는 것입니다. 그러나 자기 뜻대로 이루어지지 않으면 가슴이 뛰면서 답답해하거나 질식할 것 같고, 가슴이 타들어가듯이 쓰린 신체적 상태가 됩니다. 정신적인 몰입 시에는 음식을 먹지도 않고 음식과 사람에 대한 호

불호가 정확하여 맞지 않은 음식을 먹으면 토하거나 설사를 하는 거부 현상이 나타납니다. 결국 궐음병은 자아실현 욕구가 좌절되거나 저지당하여 위협으로 다가올 때 발생합니다.

〈환자 체크 포인트〉

- 정신적으로 몰입했으나 자기 뜻대로 되지 않으면 가슴이 답답하여 질병이 발생했는가?
- 자신이 정한 원칙을 철저하게 지키려 하며 자기주장이 뜻대로 되지 않았을 때 질병이 발생했는가?
- 정신적 몰입이나 스트레스 시에 음식을 잘 먹지 못하여 체중이 감소했는가?

죽음에 이르는 병 : '자기'

폴란드 망명 정부의 지폐 같은 낙엽이 시야를 가로막는 계절이 오니 잠복되어있던 청승 바이러스가 서서히 고개를 들기 시작합니다. '우울'은 현대인의 삶 곳곳에 만연해 있습니다. 전염된 사람들은 감사와 웃음이 사라지고 허무함과 쓸쓸함에 휩싸입니다.

행복이 산스크리트어보다 생경한 고대어가 되어버린 것 같은 시대에 버트런드 러셀의『행복의 정복』은 풍차를 향해 돌진하는 돈키호테의 용기처럼 조금은 무모해 보입니다. 하지만 다소 오만해 보이는 제목과는 달리 불행과 행복의 원인을 밝혀 행복을 정복하려는 이 시도는 러셀 특유의 유머를 잃지 않고 사려 깊게 다방면으로 진행됩니다.

러셀의 주장 중 특히 인상 깊었던 내용은 행복을 위해서는 자기 자신에게 지나치게 몰입하고 자아로 침잠하여 침울해할 것이 아니라, 외부를 향해 주의와

에너지를 쏟아야 한다는 의견이었습니다. 한때 저는 깊이 있는 인생을 살아가기 위해서는 시끄러운 사람들의 무리에서 한걸음 떨어져 자아로 침잠하여 끊임없이 사고를 진행시켜야 한다고 생각했습니다. 사색을 거듭하여 자신 안으로 깊숙이 파고 들어가 '인류의 보편성'이란 큰 물줄기와 '개인'이란 지류가 만나는 접점을 찾아내어 인간의 본질을 탐구하고, 인생의 의미를 밝혀내고 싶었습니다. 계절에 따라 시시각각 변하는 외부세계에 일희일비하며 관심을 쏟는 것은 저속하게 느껴졌습니다. 심지어 길을 걸을 때에도 자아로의 몰입을 방해하는 외부세계에 시선을 빼앗기지 않으려고 주변 환경도 보지 않고 골똘히 생각에 잠겨 걷다가 길가에 묶어놓은 사나운 개에게 물릴 뻔한 적도 있었습니다. 그제야 현실의 세계로 돌아와 코앞에서 으르렁거리는 검은 덩어리의 실체를 확인하고는 화들짝 놀라 깊은 사색의 세계를 깨어버린 무례한 불청객에게 경멸의 시선을 던지곤 했습니다.

물론 고독은 인간과 인생에 대해 생각하게 하고 자신을 성찰할 수 있는 기회를 줍니다. 문제는 그것이 너무 지나칠 때입니다. 우리들 대부분은 릴케가 아닙니다. 릴케처럼 고독을 추구하며 깊은 사색을 통해 언어의 지평을 넓히고, 아름다운 예술을 창조해야 할 숙명을 지닌 인간도 간혹 있을 수 있습니다. 하지만 대다수 평범한 우리의 경우 자신에게 지나치게 몰입하여 자아로 침잠한다 한들 무슨 사색거리가 있겠습니까?

자신에게 몰입할수록 신세 한탄과 과거에 대한 후회만 거듭되고, 인간과 세계의 모순만을 확인하게 되어, 가뜩이나 우울하고 회의적인 성향만을 강화시킬 뿐입니다. 그리하여 때마침 흘러나온 청승을 북돋워주는 음악곡조에 마음을 맡긴 채 에스프레소라도 한 모금 들이킬 때면, 고독한 예술가 또는 비극의 주인공이라도 된 듯한 고상한 착각에 휩싸여 잠시 허영심을 만족시킬 수는 있겠으나 사실은 시간낭비인 것입니다.

그렇다면 자기 자신에게 지나치게 몰입하여 빠져드는 것도 병이 될 수 있을까요? 요즘 은둔형 외톨이라 불리는 히키코모리가 큰 사회문제로 대두되고 있습니다. 또한 코로나19 사태로 인해 비대면이 확대되면서 강제 외톨이가 되어가고 있습니다.

40대 공황장애 남자환자 한 분이 한의원에 내원했습니다. 이 분은 새벽 1시에 자다가 갑자기 깨어났습니다. 가슴이 답답하고 곧 죽을 것만 같은 공포가 밀려왔습니다. 집 밖으로 뛰쳐나와 무작정 뛰었습니다. 뛰다 보니 숨이 막히고 질식하여 죽을 것만 같았습니다. 119에 전화를 걸어 응급실에 실려 갔고, 검사상 이상은 없어서 귀가 했습니다. 그 후 밤마다 공황발작이 일어날까 봐 무서운 예기불안이 나타났고 119 구급차에 실려가는 상상으로 잠을 이루지 못하고 집 밖으로 뛰쳐나갔습니다.

공황장애가 발생한 원인을 찾고 진단하기 위해 깊은 대화를 시도했습니다. 작가인 환자는 약 2년가량 책 작업을 위해 사람들을 만나지 않고 집안에서 칩거하는 중이었습니다. 글을 쓰면서 삽화를 염두에 두고 함께 진행하려 했는데 출판사가 마음에 들지 않았습니다. 그래서 본인이 직접 출판사를 차리고 책에 들어갈 삽화도 직접 그려야겠다고 마음을 먹었습니다. 하지만 출판사를 차리는 것은 녹록지 않았고 원하는 대로 진행되지 않자 가슴이 답답했습니다. 무슨 일이든 정해진 원칙을 벗어나면 참지 못하는 성격이었습니다.

원고 집필을 하다가도 마음먹은 대로 안 되면 가슴이 답답하고 죽을 것만 같았습니다. 평소에도 사회의 부조리를 보면 못 참는 성격의 소유자였습니다. 소위 민원왕이었습니다. 배터리 안전장치 민원, 교통안전에 대한 민원 등 조금만 원칙에 어긋나면 참지 못하고 수없이 민원을 제기했습니다. 생각이 많은 편

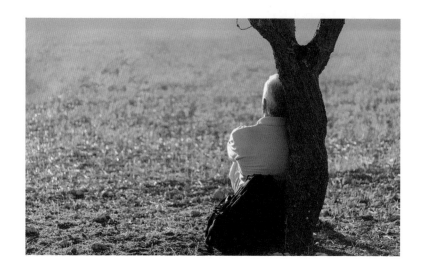

이라 세상의 이치와 원리에 대한 몽상을 수없이 했습니다. 이런 몽상을 주제로 책을 내려고 했는데 주변에서 궤변이라고 상대해주지 않았습니다.

그 후로 2년 동안 사람과 단절하고 집 밖에 나가지 않았습니다. 혼자 있고 사람을 만나지 않으니 자신의 생각에 몰입하게 되어 몽상은 더 심해졌습니다. 책 작업에 온 힘을 쏟았지만 뜻대로 되지 않아 가슴은 답답해지고 호흡곤란, 질식감, 예기불안이 발생하며 공황장애가 오고 말았습니다. 이 환자에게 공황장애가 오게 된 원인은 책 작업에 혼신을 다해 몰입했으나 뜻대로 되지 않은 것과, 원칙이 지켜지지 않는 사회에 대한 분노와 사람들이 자기주장을 인정해주지 않은 것입니다.

궐음병은 무언가에 혼신의 힘을 다하여 정신적으로 몰입했으나 뜻대로 되지 않았을 때 가슴이 답답해지면서 질병이 발생하는 패턴을 다루고 있습니다. 궐음병 환자에게는 '기상당심, 심중동열(氣上撞心, 心中疼熱)'이란 현상이 공통적으로 나타납니다. 기상당심이란 자기 뜻대로 이루어지지 않으면 기운이 위로 솟는 듯 하면서 호흡곤란이 발생하고, 질식할 것 같이 쓰러질 것 같고, 심장이 마구 쿵쾅거리며 뛰는 상태를 말합니다. 심중동열은 가슴이 타들어가듯이 쓰리고 아픈 상태입니다. 궐음병은 현대의 공황장애와 유사한 면이 있습니다.

정신적으로 몰입을 한다는 것은 자아실현의 욕구가 강하다는 것입니다. 자아가 강하기 때문에 사고방식 자체가 자기중심적이며 자신이 정한 원칙이 매우 분명합니다. 사람에 대한 호불호가 강하여 자기주장을 인정해주지 않는 사람은 상대하지 않기 때문에 은둔형 외톨이가 많습니다. 모든 일이 잘 풀리면 좋겠지만 혼신의 힘을 다하여 몰입했는데 뜻대로 되지 않을 경우 항상성이 깨지면서 '기상당심, 심중동열'이 발생하게 됩니다.

궐음병 환자들은 소위 말하는 완벽주의자입니다. 무슨 일이든 완벽하게 해내려 하고 자신이 정한 원칙에 부합해야 합니다. 하지만 완벽의 함정에 빠져서는 안됩니다. 이 세상에 완벽한 사람은 없습니다. 그 일을 하는 내가 완벽하지 않은데 어떻게 결과물이 완벽할 수 있을까요? 완벽이란 결국 자신의 기준에서 만족할 수 있는 선을 통과한 것일 뿐으로, 절대적인 완벽이란 있을 수 없습니다. 궐음병 중에는 완벽을 추구하다 처음부터 완벽하게 하지 못할까 봐 미리 겁을 먹고 시도조차 안하는 분들이 있습니다. 그런 경우 새로운 일에 도전하지 못하게 되고 실패하면서 배울 수 있는 유익을 포기하는 것입니다. 궐음병은 '인간은 한계를 가진 존재이고 내가 생각하기에 죽어도 이것만은 옳다.'라고 생각하는 그것마저도 틀릴 수 있다는 가능성을 염두해두어야 합니다. 나의 원칙이 옳듯이 너의 원칙도 옳을 수 있다는 유연성을 길러야 합니다.

이 분은 궐음병에 속하고 집중할 때면 손발이 차가워지고(手足厥寒), 몽상이 끊임없이 일어나 끊을 수 없고(脈細欲絕者), 인간관계를 단절하고 집에만 있으려고 하는 점(內有久寒者)으로 보아 궐음병 352조 당귀회역가오수유생강탕을 처방했습니다. 서서히 몸과 마음의 항상성을 회복하여 '가상당심, 심중동열'이란 이상신호가 사라지면서 자연스럽게 공황장애가 치료되었습니다.

우울의 근원은 '자기에게 몰입하는 것'입니다. 우울한 기분을 전환시키기 위해 지구 끝까지 도망친다 할지라도 우리를 가장 불편하게 하는 존재인 '자기'는 바짝 뒤쫓아옵니다. 실재하는 '자기'와 이상적인 '자기' 사이의 간극은 우리를 위축시키고 움츠러들게 합니다. 나는 조금 더 멋있고, 선망의 대상이 되고, 능력이 있고, 따뜻한 성품의 아름다운 사람이었으면 좋겠지만 현실의 '자기'는 대체로 높은 기준을 충족시키지 못합니다. 그렇다보니 세상으로 나가기가 꺼려지고 인간관계를 맺는 것도 싫어지고 가상의 세계에 몰입하거나 내부로 더 침잠할 수밖에 없습니다.

그렇다면 어떻게 해야 골칫거리인 '나 자신'을 제어할 수 있을까요?

고대인들은 제의를 통해 도취상태에 빠져 '자기'를 잊고 집단에 동화됨으로써 세상과 자기의 분리에서 오는 긴장을 해소했습니다. 하지만 도취상태에서 벌어지는 난잡한 행동들이나 효과의 지속성 면에서 볼 때 추천할 방법은 아닌 것 같습니다.

역설적이게도 행복은 과잉된 자기를 축소시키고 있는 그대로 받아들이며 주변 사람들에게 관심을 기울일 때 찾아옵니다. 인간의 위대성은 자기를 초월하여 타인에게 관심을 가질 수 있다는 것입니다. 타인은 수많은 비밀을 간직한 깊은 바다와 같습니다. 타인과의 소통은 감추어진 보물을 찾는 일이며 번뜩이는 섬광처럼 미처 깨닫지 못했던 나의 모습을 비추어 줍니다.

인간은 또 다른 인간에게 이해받을 때 충만함을 느낍니다. 가장 불행한 사람은 최고의 것을 접했을 때 그것을 함께 나눌 누군가가 없는 사람일 것입니다. 아름다운 경치를 감상하거나 맛있는 음식을 먹을 때, 어려운 일을 완수했을 때 혼자라면 금세 허전함을 느낍니다. 하지만 누군가와 함께라면 경치는 더 훌륭해지고, 음식은 더 맛있어지며, 상대의 감탄은 더 큰 일을 해나갈 수 있는 원동력이 됩니다.

타인에게는 좋은 것을 더 좋은 것으로 만들 수 있는 힘이 있습니다. 왜냐하면 인간은 처음부터 '네 이웃을 네 몸과 같이 사랑하라'라는 사용설명서를 지키며 살아갈 때 가장 올바른 삶을 살아갈 수 있도록 만들어졌기 때문입니다. 그렇기 때문에 이기적인 본성을 거슬러 두꺼운 자아의 벽을 깨고 타인과 소통하려는 시도를 포기하지 않는 것입니다. 어렵지만 의식적으로 주위로 시선을 돌리고, 타인의 어려움에 관심을 갖는 것이 '자기'라는 죽음에 이르는 병에서 우리를 회복시키는 처방입니다.

집착, 태평양을 건너, 대서양을 건너, 인도양을 건너서라도

역대 최고의 집착남을 꼽으라면 허먼 멜빌의 소설 『백경』에 나오는 에이헤브 선장을 들 수 있습니다. 이 분 앞에서 웬만한 집착은 집착도 아닙니다. 그는 모비딕이라는 흰 고래에게 한쪽 다리를 잃은 후 복수심에 불타, 태평양을 건너 대서양을 건너 인도양을 건너서라도 모비딕이 부르면 달려갑니다. 무조건 무조건입니다.

그의 광기어린 집착 덕분에 소설을 읽으면서 우리는 마치 방금 전 포경선 피쿼드 호에 승선한 듯한 착각에 빠집니다. 비릿한 바닷바람을 맞으며 해초로 얼룩진 갑판을 닦기도 하고, 일등 항해사 스타벅이 끓여주는 오리지널 스타벅스 커피를 한 모금 마시며 생생한 바다 한가운데로 빠져들어 갑니다. 자, 떠나자, 동해 바다로~ 누구나 마음속에 집착하는 고래 한 마리는 품고 있지 않나요? 우리는 그 고래 한 마리를 잡기 위해 때로는 성장하고 더 나은 나로 발전하기도 하며 어떤 이들은 남들이 이루지 못한 위대한 업적을 달성하고야 맙니다.

하지만 집중하여 몰입하는 것도 너무 지나치면 병이 됩니다. 궐음병은 자기가 좋아하는 것에 필이 꽂혀 혼신의 힘을 다하여 정신적인 몰입을 했으나 뜻대로 되지 않았을 때 질병이 발생하는 패턴을 다루고 있습니다.

'궐(厥)'은 '거꾸로 움직이는 기운, 호흡'으로 풀이할 수 있습니다. 고개를 처박고 골똘히 한 가지에 몰두하는 모습입니다. 축구경기 결승전을 보고 있다고 상상해 봅시다. 갑자기 족보를 초월하여 호날두, 메시의 동생이 되어 초집중한 상태로 마음만은 거의 프리메라리가 잔디구장을 함께 뛰고 있습니다. 그때 응원하던 팀이 팽팽한 접전 끝에 2대 2로 비기고, 승부차기에서 5대 4로 역전패 당했습니다. 온몸에 피가 거꾸로 솟으면서 머리로 피가 확 몰려 어지럽고 쓰러질 것 같습니다. 이런 상태가 '궐'입니다. 또한 숨이 막힐 듯이 호흡곤란이 오고 심장이 쿵쾅거리고 가슴 속에서 열불이 나며 쓰리고 아픕니다. 이를 '기상당심, 심중동열(氣上撞心, 心中疼熱)'이라고 합니다.

경기가 한참 무르익어갈수록 시켜놓은 치킨 생각도 안 나고 먹으려고 하지도 않는데 이를 '기이불욕식(飢而不欲食)'이라고 합니다. 궐음병은 한 가지에 몰입하면 음식 생각도 잊어버리고 끼니를 거르며 빠져듭니다. 음식에 대한 호불호가 정확하기 때문에 안 맞는 음식을 먹으면, 토하거나 설사하여 체중이 감소하게 됩니다(食則吐, 下之, 利不止). 궐음병은 정해진 시간에 정해진 양의 식사를 하는 것을 의도적으로 노력해야 합니다.

궐음병 환자들은 한편으로 어린아이처럼 순수한 면이 있습니다. 어린아이의 세상은 온통 자기로 가득 차 있습니다. 그래서 말을 할 때도 '혜교는 배고파요.', '혜교는 슬퍼요.'라고 말합니다. 세상의 주체가 자기 자신입니다. 그 다음으로는 어머니입니다. 그렇다 보니 어머니에게 집착합니다. 누구나 어릴 때는 어머니가 떼어놓고 혼자 약속 장소에 갔을 때 눈물로 잠이 든 기억이 있을 것입니다. 물론 조금 자라면 해방의 그날만을 기다립니다만. 유독 궐음병은 어른이 되어서도 특정한 대상에 집착이 심하기 때문에 분리불안장애가 많습니다.

자기가 좋아하는 것에 집중하여 몰입한다는 것은 자신을 완성하려는 욕구 즉, 자신의 잠재성을 극대화하려는 성향을 의미합니다. 자아실현의 욕구가 강하여 자기주장이 매우 강하다는 것입니다. 어린 아이와 싸울 때를 생각해보면 어린 아이는 자신의 생각을 끝까지 우깁니다. 이럴 때 잘못된 점을 논리적으로 조목조목 따지려 들 것이 아니라, '그래, 네 생각이 옳다.'라고 인정해주어야 합니다. 그러면 아이는 도리어 혼자 찜찜해하며 자기의 생각을 수정하려 합니다. 주변에 궐음병 환자가 있다면 우선 그 기준과 원칙을 인정해주어야 합니다. 궐음병은 철저한 원칙을 통해 목표를 지향하여 완벽하게 이루어내는 반면에 목표를 이루지 못하게 되면 처절한 고통이 따릅니다.

완벽과 결벽성을 추구하기 때문에 사고의 유연성이 떨어져 강박적이게 됩니다.

공황장애로 내원한 63세 여자 환자가 생각납니다. 이 분은 터미널 매표소에서 총 책임자로 6년간 근무했습니다. 근무할 당시에는 자신감이 넘치고 만족하여 모든 면에 당당하게 생활했습니다. 그러다 갑자기 소장직을 해임한다는 소식을 듣게 되었습니다. 그 후로 가슴이 두근거리면서 답답해지기 시작했습니다.

은퇴 후 공황장애, 우울증을 앓는 환자들이 많습니다. 직장생활에 너무 몰입하여 열심히 한 경우 직함을 곧 나라고 생각합니다. '나'를 규정하는 요소는 다양한 것들이 있고 '나'는 직함보다 훨씬 큰 개념인데도, 다른 취미생활을 할 시간도 없이 오직 직장에만 몰입하여 지내다 보니 높은 직함을 얻게 되고 그 직함이 사라지면 '나'의 모든 것이 사라진 것처럼 우울하고 허무해하는 분들이 많습니다. 하지만 '나'를 규정하는 직함, 완장이 사라진다고 해서 나의 존엄이 변화되는 것은 아닙니다. 은퇴를 계기로 나를 규정할 수 있는 다양한 요소들에 새롭게 도전해보는 것도 좋습니다.

이 환자는 6년 동안 온갖 정성을 들여서 심혈을 기울였는데 너무나 섭섭하여 도저히 터미널 매표소를 잊을 수가 없었습니다. 퇴임 후에도 밤마다 미련으로 매표소 소장직에 대한 생각에 몰입했습니다. 생각하지 않으려 해도 머릿속에 온통 매표소만 떠올랐습니다. 이 분의 모비딕은 매표소 소장직이었습니다. 그 후로 모든 것이 후회스럽고 가슴이 답답하여 죽을 것 같은 공황 발작이 발생했습니다. 사람이 멍해지면서 아무것도 하기 싫고 사람들도 만나기 싫었습니다. 하루 종일 매표소 생각에 매달리면서 우울감, 박탈감, 질투심, 망상 등 다양한 증상이 나타나기 시작했습니다.

겪어보지 않은 분들은 생각이 계속 나는 게 무슨 병인가 하고 대수롭지 않게 생각하겠지만 생각이 끊임없이 일어나고 끊고 싶지만 끊을 수 없는 것은 마음을 다스리면 되는 정도가 아닌 병적인 강박사고입니다. 이런 강박사고도 한약으로 치료가 가능할까요?

궐음병 351조문에는 맥세욕절자(脈細欲絶者)란 표현이 있습니다. 맥세욕절이란 사소한 생각이 많고 생각을 끊고 싶으나 끊을 수가 없는 현상을 의미합니다. 이 환자는 매표소 소장직에 집착하면서 공황장애가 발생한 것으로 보아 궐음병으로 진단했습니다. 맥세욕절이 있고 손발을 많이 움직이고 집중을 하면 손발이 싸늘해지는(手足厥寒) 현상이 있어 궐음병 351조 당귀회역탕을 처방했습니다. 서서히 매표소에 대한 집착과, 손발이 싸늘해지는 현상이 사라지면서 공황장애가 치료되었습니다. 생각해보니 내가 왜 매표소 소장직에 연연했는지 바보스러웠다고 말하면서 은퇴 후 삶을 즐기기로 했습니다. 당귀회역탕을 먹어

보면 그 맛과 향이 매우 섬세합니다. 달고 부드러운 가운데 약간 매운 맛을 품고 있습니다. 당귀회역탕은 몸속에 들어가 정교한 작은 가위가 되어 끊임없이 이어지는 생각들을 잘라주는 듯한 느낌이 듭니다. 당귀회역탕은 집착증이 심하여 손발이 차가워지면서 오는 공황장애, 분리불안장애, 우울증 등 신경정신 질환뿐만 아니라 레이노씨병 등 난치성 질환에도 활용합니다.

에이헤브 선장이 모비딕에 집착하지만 않았어도 그 실력과 열정이면 세계 최고의 고래잡이가 되었을 것입니다. 하지만 아름다운 미지의 바다를 실컷 탐험하지 못하고 오직 모비딕만을 뒤쫓다 결국에는 작살을 명중시켰지만 모비딕과 함께 깊은 바다 속으로 침몰하고 말았습니다. 집착이란 좋게 말하면 정열이지만 나쁘게 말하면 그 외의 것에 대한 무관심입니다. 집착의 대상을 제외한 나머지 드넓은 세계가 주는 풍성한 아름다움과 유익을 스스로 포기하는 것입니다. 하와이에 가자고 해도 '니가 가라 하와이', 어릴 때 가본 부곡하와이가 최고라고 집착하며 튜브나 타겠다고 하는 어리석음입니다. 완벽하지 않아서 더 아름다울 때가 있습니다. 우리는 차안대를 끼고 한 곳에만 집중하여 전력 질주하는 경주마가 아닙니다. 때로는 시야를 넓혀 주변을 둘러보는 마음의 여유를 가져봅시다.

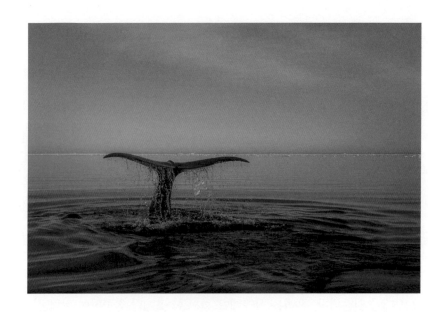

8

낮과 밤이 바뀐 생활
올빼미형(음양역차후노복병)

陰陽易差
後勞復病
음 양 역 차
후 노 복 병

"낮과 밤이 바뀌어 누적된 피로가 질병을 야기한다."

음양역차후노복병은 낮(陽)과 밤(陰)이 바뀐(易) 상태로 오랜 시간 활동을 하고 서(差後) 다시 정상상태로 활동을 하려고 할 때 피로가 반복되어(勞復) 질병이 발생하는 패턴을 말합니다.

〈동기이론〉

음양역차후노복병은 오래전부터 낮과 밤이 바뀐 생활 패턴으로 지내다가 정상 패턴으로 전환 시에 적응하지 못하여 제반 증상이 발현되는 것이 질병의 원인이 됩니다. 단순히 낮과 밤이 바뀐 생활을 오래 해서 온 병이 아닙니다. 반드시 다시 정상적인 생활 패턴으로 돌아오려고 할 때 병이 온 것입니다. 낮과 밤이 바뀐 생활은 생체 리듬이 완전히 깨진 상태입니다. 이는 몸의 질서가 완전히 뒤바뀐 것입니다. 그래서 다른 사람들은 정상적인 생활을 하는 낮에도 잠이 덜 깨어 정신이 몽롱하고 무기력하게 보입니다. 그러므로 정상적인 인간관계와 사회생활이 자연스레 힘들게 되어 현실로부터 격리가 되며 자기 방에서 나오지 않는 은둔형 외톨이(히키코모리) 형태가 됩니다. 음양역차후노복병은 낮과 밤이 바뀐 생활 패턴에 따른 것으로 의도되지 않은 즉, 동기화되지 않은 행동으로 생기는 질병입니다.

〈환자체크포인트〉

• 오랫동안 낮과 밤이 바뀐 생활을 한 이후에 피로가 회복되지 않아서 질병이 발생했는가?

• 오랫동안 낮과 밤이 바뀐 생활을 한 후 정상적인 생활로 전환하여도 피로하며 무기력한가?

시계소리가 무서운 네버랜드의 후크선장

퇴근 후 저녁 시간 산책을 하며 사색에 빠져 걷다 보면 땅에 떨어져 죽어 있는 매미의 시체를 불쑥 만날 때가 있습니다. 아직 찬 바람이 불 때도 아니고 여름이 한창인데 조금 일찍 죽은 것은 아닌가 하는 생각이 듭니다.

한방에서는 매미의 허물을 선퇴라고 합니다. 선퇴는 상초(上焦)의 풍열을 없애고 발진을 없애주며 경기를 그치게 하는 효능을 가진 약재입니다. 세종대왕이 만 원짜리 지폐에서 쓰고 계신 익선관에도 매미의 날개 모양이 붙어 있습니다. 예로부터 매미는 나무 수액과 이슬만 먹고 살고, 집을 짓지 않고 나무에서 살며, 절도를 지켜서 운다고 하여 그 덕을 관리들에게 인정받았습니다. 더운 여름 나무 그늘에서 울려퍼지는 매미 소리는 천연 에어컨입니다. 폭포수처럼 시원한 울음소리는 청각의 촉각화, 시험에 자주 나왔던 공감각적 심상을 불러일으키며 등줄기를 시원하게 해줍니다.

매미는 보통 땅속에서 7년을 살고 성충이 되어 지상에서 2주 정도 살아간다고 알려져 있습니다. 그래서인지 매미가 울 때는 더 마음껏 울었으면 좋겠다고 생각합니다. 퇴계 이황의 복건과 비슷한 날개를 쓰고 죽어있는 매미를 보면 인고의 세월에 어딘지 모르게 숙연해집니다. 매미는 원래 햇빛이 있는 낮에만 울지만 도심의 불빛 속에서 야행성으로 변하여 이제는 밤에도 울어댑니다. 매미의 낮밤이 바뀌고 말았습니다.

밤에 들리는 매미 소리는 짜증 섞이게 들리며 시끄럽기도 합니다. 인간은 매미를 잠 못 들게 했지만 그에 대한 복수로 매미도 인간을 잠 못 들게 합니다. 낮에 울어야 하는 매미가 밤에 울어대니 진이 빠져서 더 일찍 생을 마감한 것은 아닌지 하는 생각이 듭니다.

음양역차후노복병은 낮(陽)과 밤(陰)이 바뀐(易) 상태에서 활동을 하고서 오랜 시간이 지난 후에(差後) 다시 정상상태로 활동을 하려고 할 때 피로가 반복되어(勞復) 병이 되는 패턴을 말합니다. 낮과 밤이 바뀐 생활을 오래 하여 정상적인 생체 리듬이 완전히 깨진 상태로 몸의 질서가 뒤바뀐 것입니다. 낮에도 잠이 덜 깨어 몽롱하고 피곤하고 무기력한 상태가 되어 정상적인 인간관계와 사회생활이 힘들게 됩니다. 자연스럽게 현실로부터 격리되고 방에서 나오지 않는 은둔형 외톨이 형태가 되기도 합니다.

47세 남자환자 한 분이 만성피로증후군, 우울증으로 내원했습니다.

회사원인 환자는 아침부터 오후 3시까지 피곤하고 졸리고 머리가 멍해서 정신을 차릴 수가 없었습니다. 오후 4시가 되어서야 겨우 정신이 들고 머리가 맑아졌습니다. 당연히 업무나 대인관계를 정상적으로 수행할 수가 없었습니다. 질병의 원인을 찾기 위해 환자와의 대화를 시도했습니다. 군 생활 2년 동안 야간경계병을 수행했습니다. 제대 후 사회초년생 때 1년간 낮과 밤이 바뀐 생활을 하면서 우울증, 만성피로증후군을 앓았습니다. 그 후 일본으로 건너가 10년 동안 카피라이터로 근무하게 되었습니다. 주로 밤에 작업하고 낮에 잠을 자는 생활패턴을 가지게 되었습니다. 2년 전 한국지사로 발령받았고 낮에 근무하고 밤에 취침하는 패턴으로 전환하게 되었습니다. 이미 10년 동안 생체 리듬이 완전히 깨진 상태라 적응이 어려웠습니다. 아침에 근무할 때 잠이 덜 깨어 정신이 몽롱하다 보니 업무능력이 떨어졌습니다. 압박감이 몰려와 가슴이 답답하고 머리가 깨질 듯이 아파서 정상적인 사회생활을 할 수가 없었고 점점 우울증으로 빠져들었습니다. 이 환자는 음양역차후노복병으로 진단했고 피로가 반복되는 현상이 있어(大病差後 勞復者) 393조 지실치자탕을 처방했습니다. 서서히 두통이 사라지고 아침에 일어나는 것이 가뿐해지면서 정상 컨디션을 회복했습니다.

인간은 우주의 한 구성원이기 때문에 자연의 사이클에 맞춰 낮에 일하고 밤

에 잠을 자면 큰 무리가 가지는 않을 것입니다. 하지만 지금 사회는 잠을 도둑

맞은 사회입니다.

24시간 편의점 덕분에 편리하게 생활할 수 있고, 새벽배송으로 아침이면 잠

옷 바람으로 신선한 물건을 받을 수 있게 되었습니다. 하지만 한편으로 누군가

의 잠을 빼앗아서 나의 편리를 증대시키는 시스템이 과연 옳은 것인가 하는 생

각이 듭니다. 새벽배송으로 받는 물건들은 그때 안 열어보면 지구가 멸망하는

5초 후에 자동 폭발하는 중요한 문서도 아닙니다. 그냥 시금치 한 다발, 계란

한 판입니다. 종사자들은 일이 더 많아져야 좋을 수도 있는데 뭘 모르고 하는

소리일 수도 있습니다. 아무튼 새벽 2시에 삼겹살 구워 먹는 민족은 전 세계에

우리 민족밖에 없는 것 같습니다. 유흥가는 새벽에도 불야성을 이룹니다. 이러

한 불굴의 의지로 많은 일들을 해내기는 했지만 그만큼 탈도 많습니다.

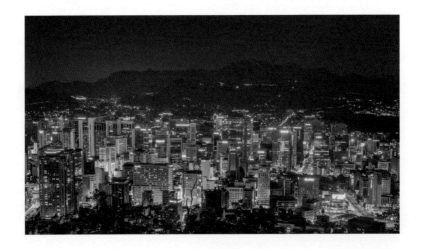

밤에도 잠을 잘 수 없는 이유는 시간은 돈이기 때문입니다. 피터팬은 주머니가 가볍기 때문에 즐거운 상상만 해도 날아오를 수 있습니다. 그러나 후크선장은 갈고리로 많은 것들을 쓸어모았지만 만족하지 못하고 늘 시간에 쫓깁니다. 그는 네버랜드(Never Land)의 주인입니다. '안되는 게 어딨어?' 누군가는 밤을 새서라도 해내야 합니다. 후크선장이 제일 무서워하는 것은 시계소리를 내는 악어, 즉 시간입니다.

프로이트는 잠은 외부세계와의 단절이라고 말했습니다. 우리의 몸과 마음은 낮 동안 외부세계로부터 들어오는 각종 스트레스에 지치기 때문에 반드시 외부세계와 단절되는 시간이 필요합니다. 잠은 일종의 죽음과도 같습니다. 모든 것이 죽은 것처럼 느껴지는 동토가 그 안에 봄에 피어날 씨앗들을 잉태하며 숨죽여 때를 기다리듯이, 낮 동한 지친 우리도 일시적인 죽음에 이른 후 다음날 새로운 몸과 마음으로 부활합니다. 잠의 유익은 이루 말할 수 없습니다. 숙면은 낮 동안 지친 뇌와 신체에 휴식을 주고 호르몬 균형을 바로 잡습니다. 면역력을 높여주고 스트레스를 해소하고, 뇌와 몸속의 노폐물을 제거합니다. 오랜 시간 낮과 밤이 바뀐 생활을 하게 되면 항상성이 깨지고 우울증, 불안장애, 공황장애 등 여러 가지 정신질환이 발생하기도 합니다.

그리스 신화에는 100개의 눈을 가진 괴물 아르고스가 나옵니다. 제우스는 헤라의 눈을 피해 이오와 관계를 맺은 후 이오를 암소로 변신시킵니다. 헤라는 여성 특유의 촉으로 미심쩍음을 느끼고 아르고스를 시켜 암소가 된 이오를 감시하게 합니다. 아르고스는 100개의 눈을 모두 감는 법이 없습니다. 잘 때도 몇 개만 감을 뿐 대부분의 눈은 뜨고 있습니다. 이오의 울부짖는 소리에 제우스는 헤르메스에게 아르고스를 처단할 것을 명령합니다. 헤르메스는 피리를 불어 아르고스의 100개의 눈을 모두 잠들게 한 후 목을 베어 죽입니다. 아르고스를 불쌍히 여긴 헤라는 죽은 아르고스의 눈을 떼어 공작의 날개를 장식합니다. 우리가 아르고스처럼 밤에도 자지 못하고 충혈된 눈으로 지키고 있는 '이오'는 무엇입니까? 헤르메스의 피리가 필요한 시대입니다.

'죽으면 영원히 잘 텐데 자는 시간도 아깝다.'라는 분도 있겠지만 인간은 한계를 가진 존재입니다. 잠은 인간의 한계성을 가장 잘 드러내는 지표인 동시에 새로운 꿈을 꿀 수 있게 해주는 원동력입니다.

Q. 〈상한론〉에 기초한 '소울루션' 한약은 기존 한약과 다른가요?

〈상한론〉의 처방은 지금 일반적으로 한의학계에서 쓰는 '한약' 처방과는 다른 패러다임입니다. 〈상한론〉에 나오는 처방은 지금부터 1,800년 전에 이미 수많은 임상을 다 마친 근원적 치유의 처방입니다. 1,800년 전의 사람들을 치료한 '빅데이터'라고 할 수 있습니다. 〈상한론〉의 처방은 환자와 숙식을 하면서 일거수일투족을 다 관찰하면서 기록한 내용입니다. 세계의학사에 전무후무한 중대한 책입니다.

그렇지만 지금까지 저술 당시의 고문자를 제대로 해석하지 못해 원전에 대한 오해와 해석의 오류로 〈상한론〉의 임상이 실패할 수밖에 없었습니다. 그런데 수년간의 노력으로 고문자적으로 해석을 한 뒤에 실제로 임상을 해보니까 너무나 정확한 처방이라는 사실이 밝혀진 것입니다. 〈상한론〉의 새로운 부활인 셈입니다.

SOULUTION

현대인라면 누구나 한 가지 불편한 증상이 있고, 때문에 자신의 정신질
환에 대해서 의심해보았을 것입니다. 누구나 아플 수 있고 '나도 아픕니
다(ill too)'. 증상이 아니라 그것의 궁극적인 의미를 분석하는 데 집중해
야 합니다. 여기 4장에서는 많은 사람들이 고통 받고 있는 정신질환의
증상과 사례를 통해 정신질환 10가지에 대해 알아봅니다.

4장

'내가 혹시 정신병일까?'

누구나 살면서 한 번쯤 생각한다 (ill too)

소울루션 치유 4단계

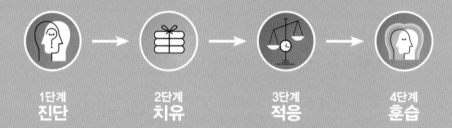

1단계
진단

2단계
치유

3단계
적응

4단계
훈습

1

"나는 누구보다 잘하고 싶다"

공황장애

50대 후반의 중년 남성 한 분이 찾아왔습니다. 그는 안절부절못하며 꼭 죽을 것 같다며 야단법석을 떨었습니다. 저는 먼저 그에게 어떤 인생을 살아왔는지 물어보았습니다. 그는 30년 동안 직장에서 미친 듯이 일했다고 대답했습니다. 회사에서의 평가도 좋아 승진에 승진을 거듭했고, 결국 임원 자리까지 꿰찼습니다.

그가 일하는 회사는 익히 들어 알 만한 대기업이었는데, 최근 20여 년 동안 그는 그룹 내 업무평가에서 매년 1등을 해왔다고 합니다. 회사 내의 거의 모든 업무를 총괄하다시피 하며 오로지 앞만 보고 달려온 것입니다. 하지만 그 과정에서 1등을 놓치지 않을까 하는 불안감에 시달리며 한편으로는 불면증을 앓아 왔습니다. 그동안 약으로 버텨왔으나 연말이 다가오자 또 한 번 압박감을 느끼며 복잡한 증상이 몸에 나타나기 시작한 것입니다.

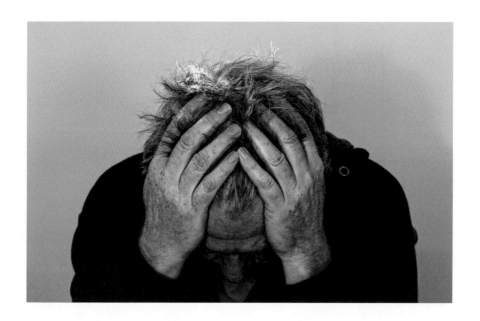

환자는 자신의 증상을 깨알같이 종이에 적어 왔습니다. 그 개수가 20개 이상이었습니다.

뒷골이 당기면서 신경이 곤두서고 아무리 지압을 해도 풀리지 않는다.

뒷목에서 머리까지 전기가 통하듯이 쭈뼛한다.

머리가 막혀서 터져 죽을 것만 같다.

귀에서는 윙윙거리는 소리가 나고, 손발이 저리고 떨리는 느낌이 온다.

입은 쓰고 바짝 타들어가고, 소변도 찔끔찔끔 나온다.

자꾸 짜증이 나고 신경이 날카로워지며 잠도 전혀 자지 못한다.

누워 있으면 땅으로 꺼지는 것 같아 죽을 것만 같다.

….

이런 증상들이 24시간 지속돼 응급실도 수차례 다녀왔다고 했습니다. 무엇보다 마음이 도무지 진정되지 않고 불안해 아무것도 할 수 없다면서 몹시 당황하고 있었습니다.

통상적인 심리적 접근에서 외부 자극에 대한 반응 기제 양식은 크게 투쟁(fight)·도피(flight)·경직(frozen) 3가지로 나눌 수 있습니다.

위 환자는 적극성을 넘어 전쟁하듯 일에 몰입하며 투쟁(fight)의 양식으로 반응해왔음을 알 수 있습니다. 그는 누구보다 앞서야 한다고 생각했고, 경쟁에서 밀리는 것을 참지 못했습니다. 치고 올라오는 젊은 부하 직원에게 압박감을 느꼈고 상사의 많은 기대는 부담으로 다가왔습니다. 또한 20년 동안 유지해온 업무평가 1등이라는 자리를 놓치기 싫었지만, 나이가 들수록 실력의 한계를 느껴 극심한 스트레스에 시달리게 된 것입니다.

환자는 줄곧 1등을 놓쳐 결국 회사에서 밀려나는 상황을 앞서 상상했고, 그럴 때마다 엄청난 공포감을 느끼게 됐습니다. 죽을 것 같은 발작을 경험한 후에는 다시 또 그런 상황이 올까 두려워하는 지속적인 불안상태(예기불안)까지 더해지면서 증상은 점점 악화됐습니다. 전형적인 공황장애 양상입니다.

이러한 증상을 '소울루션'의 바탕이 되는 〈상한론〉을 통해 고대인들이 어떻게 인식을 했는지 한번 살펴봅시다.

[脈浮, 胃中乾燥, 煩不得眠, … 小便不利, 微熱消渴者五笭散主之.]
(맥부, 위중건조, 번부득면, … 소변불리, 미열소갈자오령산주지.)

〈상한론〉 원문에는 위와 같이 표현되어 있으며, 이는 '오령산으로 치유한다'고 기술되어 있습니다. 원문은 질병의 원인이 되는 현상과 발생 과정에서 환자에게 나타나는 다양한 증상을 압축적으로 기술해놓았습니다. 대략 이 환자는 과한 활동과 움직임이 병의 원인으로 작용해서 위 속이 타들어가듯 허기지고 머리에 화기가 드는 것처럼 짜증이 나고, 잠을 이룰 수가 없고, 소변이 시원하게 나오지 않으며, 은근히 열이 나면서 살은 빠지고 갈증을 느끼는 현상이 진행되면서 특정 질병이 심화되어 나타났다고 번역할 수 있습니다.

원문 가운데 가장 핵심이 되는 단어 '맥부(脈浮)'를 자세히 들여다보기로 합시다. '맥(脈)'을 쪼개보면 고기 '육(肉)'과 길 '영(永)'으로 이루어져 있습니다. 肉은 사람의 몸을 말하고 永은 물결 '파(派)'를 뒤집어놓은 것으로 行(행), 人(인), 水(수)의 자소가 결합되어 이루어진 것으로 '여러 갈래로 흐르는 물줄기'를 의미합니다.

종합해 해석해보면 맥이란 '살아 있는 생명체의 움직임'을 말합니다. 임상적으로는 인간의 행동 가운데 병의 원인이 되는 것을 다양한 맥(脈)으로 압축하여 표현한 것입니다. 이번에는 '부(浮)'를 살펴봅시다. 물 '수(水)'와 사로잡을 '부(孚)'로 구성되어 있습니다. 흔히 뜰 '부(浮)'라 하여 '물에서 뜬다'는 의미로 알고 있지만, 고문자적으로는 넘칠 '범(氾)'과 같은 의미입니다.

범람이란 액체의 양이 일정한 범주를 넘어서는 상황을 의미합니다. 그래서 부(浮)는 일정한 기준선을 넘어선 상태를 나타냅니다. 따라서 맥부(脈浮)라는 것은 과도하고 무리한 행위로 인해 몸과 마음에 질병이 발생하는 모든 경우를 일컫는 것입니다. 어찌 보면 적당히, 그리고 천천히 해도 되는 일을 무리하게 행하는 경우를 말합니다.

앞서 본 공황장애 환자도 일정 선을 넘어 전력투구하는 삶, 즉 맥부(脈浮)로 인해 다양한 증상과 질병이 출발한 것이라고 볼 수 있습니다. 승진을 위해 혼신의 힘을 다했고, 평가를 위해 더욱 매진했고, 낙오하지 않기 위해 죽을힘을 다했습니다. 이 모든 것들이 견딜 수 없을 만큼의 과부하를 자초해 결국 자신을 공황장애로 몰고 간 것입니다. 공황장애를 앓고 있다고 알려진 유명 연예인들을 보면 미래에 대한 불안함, 인기에 대한 집착, 무리한 일정 등 유사한 맥락에서 질병이 시작되었음을 짐작해볼 수 있습니다.

그렇다면 맥부의 기저에는 어떤 심리가 있을까요?

불안함·두려움 등 복잡한 감정이 놓여 있지만 가장 핵심이 되는 것은 바로 과도한 경쟁으로 인한 '공포심'입니다. 다른 누구보다 내가 잘해야 하고, 앞서가야 하며, 경쟁에서 반드시 이겨야만 한다고 생각하는 사람입니다. 남보다 뒤처지는 것은 패배라 인식하고, 있는 그대로의 자기 자신을 인정하지 못하며, 끊임없이 주변을 의식하고 앞으로만 달려가려 합니다. 모든 일과 사람을 경쟁의 대상으로 인식하기 때문에 진정한 휴식은 없고 늘 긴장상태가 지속돼 공포감이 상존합니다. 일종의 교감신경 항진상태라고도 말할 수 있겠습니다.

이런 경우 심리적 바탕에 애정결핍이 놓여 있는 경우가 많습니다. 어린 시절 부모의 사랑이 부족했기 때문일 수도 있고, 형제가 많아 경쟁을 해야 하는 상황에 놓여 있었다거나, 부모의 과도한 욕심이 아이에게 투영된 결과일 수도 있습니다. 어쨌든 아이는 부모의 사랑을 받기 위해 자신도 모르게 경쟁과 전투를 하게 되는 것입니다. 그러한 기질은 자신의 주변을 경쟁상대로 인식하게 되고 그것이 성장과 함께 고착화되는 것입니다. 겉으로는 전투적인 파이터 같아 보이지만 그 시작은 사랑을 얻기 위함이었음이 아이러니합니다.

이 환자의 경우도 어린 시절에 유사한 흔적이 보입니다.

6남매의 둘째로 태어난 그에겐 공부를 잘하고 명문대에 진학한 큰 형이 있었습니다. 그는 형에 대한 열등감에 늘 젖어 있었고, 부모는 '형만큼만 해도 좋겠다'는 바람으로 은근히 상처를 줬습니다. 아마도 큰형과 선의의 경쟁을 통해 둘째를 성장시키려는 나름의 양육 방식이었을 것입니다. 하지만 이를 받아들이는 사람은 평생을 경쟁심 속에서 허덕이며, 남보다 앞서지 못하면 존재의 가치가 없다는 압박을 느끼며 살게 됩니다.

이런 유형의 분들에게 꼭 필요한 것은 바로 이 경쟁심에서 벗어나는 것입니다. 누구보다 잘해야 한다는 생각, 반드시 1등을 해야 한다는 압박감에서 자유로워져야 합니다. 투쟁의 시간 후에는 휴식의 시간이 필요합니다. 이 시간을 번갈아 써야만 인체는 정상적인 상태를 유지할 수 있습니다. 물론 삶은 치열하고 쉽지 않지만, 투쟁과 전투와 경쟁 후에는 휴식과 안락을 자신에게 허락해야 합니다. 사람들이 맛있는 음식을 먹으러 다니고, 아름다운 음악을 듣고, 공기좋은 곳으로 여행을 떠나는 데는 이유가 있는 것입니다. 몸과 마음이 편안한 상태를 유지하도록 휴식을 취하는 것이지요.

치유란 자기를 들여다보고, 자신의 문제를 인식하고, 스스로 고쳐나가는 것입니다. 무엇보다 지나간 삶의 흔적을 뒤돌아보고 편중된 삶을 반성해야 합니다. 조급하고 무리하게 애쓰기보다는 평상심을 유지하도록 노력해야 합니다. 몸이 기뻐야 마음도 기쁘고, 마음이 편안해야 몸도 편안해집니다. 주변을 의식해 경쟁 대상으로 삼지 말고, 마음을 내면으로 향하게 하여 자기 자신의 삶에 집중하여 살아가는 것이 최선입니다.

30년간 앞만 보고 열심히 달려왔는데, 더이상 버티지 못하고 죽을 것만 같은 삶 속에 놓여있다면 정말 억울하지 않은가요?

이 환자는 깊은 반성과 통찰을 통해 현재는 이전과 전혀 다른 삶을 살고 있습니다. 자신에게 찾아온 공황장애를 통해 투쟁의 삶에서 평온한 삶으로 완벽히 전환한 것입니다.

공황장애에서 벗어난 사람들

진○○ (30대 초반, 남)

퇴근길이었습니다. 전철 안에서 갑자기 숨이 막히고 뒷목이 조여오며 죽을 것 같은 공포와 불안감이 왔습니다. 이러다가 죽는 게 아닌가 싶어 119에 신고를 했습니다. 그리고 대학 병원으로 가서 여러 검사를 했지만 어찌된 일인지 몸에는 아무 이상이 없다고 했습니다. 과호흡장애라며 정신과 상담을 받아보라더군요.

여러 군데를 알아보던 중 친구의 소개로 노영범한의원을 찾게 되었습니다. 공황장애라는 진단을 받았고, 약 3개월~6개월 정도 치료하면 낫는다는 원장님만 믿고 치료를 시작했습니다. 약을 3개월째 먹고 있습니다. 점점 좋아지고 있다는 것이 느껴집니다. '이제 살 수 있겠구나!' 하는 생각이 듭니다. 완치가 될 것 같습니다. 원장님, 너무 감사드립니다. 원장님이 아니었다면 저는 두려움과 공포 속에서 살았을 것입니다. 감사합니다.

전○○ (30대 초반, 여)

4년 전, 친구와 영화를 보고 오는 길에 차 안에서 갑자기 온몸의 힘이 빠졌습니다. 손과 머리에 마비가 오는 것처럼 저리면서 어지러웠습니다. 숨이 가빠져 금방이라도 졸도할 것 같았습니다. 그때가 시작이었습니다. 그로부터 3년 후, 증상은 시도 때도 없이 나타나기 시작했습니다. 정밀 검사를 받아보니 공황장애라고 했습니다. 신경정신과를 다니며 약을 복용했죠. 정신이 몽롱해져 일도 못했습니다. 나중에는 우울증까지 오게 되었고 완치될 것 같지 않았습니다.

그러다 인터넷에서 노영범한의원을 찾아보게 되었습니다. 처음에는 반신반의하고 약을 먹었는데 보름 정도 지나니 증상 자체가 거의 오지 않았습니다. 한 달 후에는 체질까지 개선되는 것 같았습니다. 지금은 2개월째 약을 먹고 있습니다. 몸도 좋아지고 우울감도 싹 없어졌습니다. 한약으로 완치될 수 있다는 게 참 신기합니다. 원장님께 감사드립니다.

고○○ (50대 초반, 남)

과음으로 인한 호흡곤란과 가슴통증 등으로 대학병원에서 중환자실에서 3일간 치료를 받았습니다. 공황장애 판정을 받았지요. 이후 3년 동안 계속 관련 약을 복용하여 왔습니다. 그러나 간혹 증상이 나타났습니다. 특히 음주 후에는 더욱 그랬지요. 증상이 언제 나타날지 몰라 대중교통은 탈 수 없었고 힘이 들어도 승용차를 사용했습니다.

그러다 우연히 노영범한의원에 대해 알게 되어 방문했습니다. 원장님이 친절하고 상세하게, 치유할 수 있다고 설명해주셨습니다. 자상한 말씀에 신뢰감이 들었습니다. 약을 복용하면서 약 두 달이 지난 지금은 거의 증세를 느끼지 못합니다. 일상생활에 거의 문제가 없습니다. 병 치료를 해주신 노 원장님과 의료진분들께 감사를 드리고 싶습니다.

오○○ (여)

1년 전, 저는 공황장애, 불면증, 심한 우울증을 한꺼번에 앓고 있었습니다. 처음에는 제가 공황장애라는 것이 믿기지 않아 증상이 나타날 때마다 응급실을 전전하거나 집에서 쉬었습니다. 그러다가 한 달 후부터 정신과 진료를 받기 시작했죠. 그런데 6개월 동안 약을 먹으면서 몸이 더욱 안 좋아져서 견디기 힘들었고, 공황은 호전되지 않았습니다. 지하철에서도, 가만히 있어도, 회의실에 들어가도, 누군가 옆에 없이 혼자 있을 때도 미칠 것만 같았습니다. 가슴이 답답하고 떨리면서 공황 발작이 일어났고, 잠을 잘 수가 없었습니다. 메스꺼움, 현기증, 불안 증세까지 나났습니다.

그러다 지인의 추천으로 노영범한의원에 오게 되었습니다. 처음 상담 받을 때만 해도 반신반의했습니다. 원장님께서 진료 후 지어주신 약을 15일 간격으로 복용 후 관리를 받았죠. 원장님께서 "100% 치유할 수 있다"며 믿음을 주셨습니다. 처음 약 보름 동안에는 복용해도 별다른 차도가 없는 것 같았습니다. 오히려 구토, 설사, 메스꺼움 때문에 불신이 생기기도 했죠. 그러나 원장님은 적응하는 과정이기에 너무나 자연스러운 반응이라고 해주셨습니다.

변화가 시작된 것은 한 달 후부터였습니다. 이상하리만큼 공황발작이 나지 않았고, 메스꺼움과 심장 두근거림이 절반 정도로 줄었습니다. 지금은 내가 공황장애였나 싶을 정도로 아무렇지 않습니다. 7kg이나 줄었던 몸무게도 3~4kg 증가했습니다. 신체적인 증상이 낫자 자연스레 활동도, 생각도 좋아졌습니다. 확신을 주신 원장님께 너무너무 깊이 감사드립니다. 아무쪼록 저와 같은 사람들이 하루 빨리 저의 글을 보고 노영범 원장님께 상담 받아서 완쾌하시길 바랍니다.

2

"기분이 수시로 오르락내리락한다"

양극성장애(조울증)

3년 전, 그는 평생을 근무해온 회사를 그만두었다고 했습니다. 불명예스러운 퇴사에 마음의 상처가 컸고 지인들을 만날 용기도 없어졌다고도 했습니다. 그에게는 세 명의 자녀가 있는데 셋 모두 학생이라 학비 부담도 컸습니다. 때로 억울함이 치솟아 처음에는 마음을 잡지 못하고 자포자기 상태로 세월만 보냈습니다. 얼마 후 생활고가 심해졌고, 주변의 따가운 시선과 압박감에 몸을 추슬러 일을 시작하기로 했습니다. 무얼 해야 할지 몰라 이전 직장과 관련이 있는 가전제품 대리점을 개업했고, 열심히 일했습니다.

그러나 평생 책상 앞에서 서류 업무만 해온 그에게 물건을 판매하고 배달하는 일은 익숙하지 않았습니다. 자꾸 조급한 마음이 들고 불만이 누적되어 갔습니다. 무엇보다 까다로운 고객을 접하면서 화내는 일이 잦아졌습니다.

그래도 악착같이 버텨내야 한다는 생각으로 일에 몰입하려고 애썼습니다. 그러나 곧 한계가 찾아왔습니다. 무언가에 집중을 하면 열이 오르면서 갑자기 마음이 급해지고 쉽게 흥분하게 되었습니다. 그러다 잠시 후 열이 사그라지면 급격히 몸이 처지고 기분이 우울해졌습니다. 마음은 답답하고 중심을 잡지 못한 채 자꾸 갈팡질팡했습니다. 잠시 앉아 있는 것도 힘들어 이리저리 왔다갔다 했고, 본인의 의지로 뭔가 통제가 되지 않는다는 느낌을 받았습니다. 뭐라도 해야 마음이 편해질 것 같아 어딘가에 집중하며 밤을 새우는 일이 많아졌습니다. 곁에서 지켜보는 가족들도 불안해하기 시작했습니다.

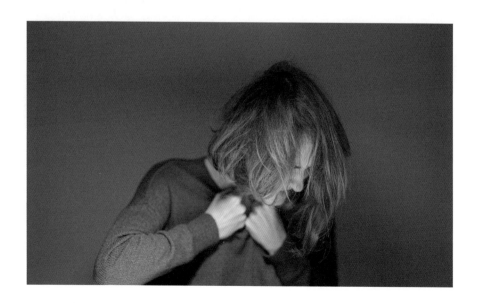

"별것도 아닌 일에 마음이 급해지고, 내일이 다가온다는 사실에 숨이 막혀요. 당장 큰 문제가 있는 것도 아닌데 앞날이 잘못될 것만 같고, 기분이 좋았다가 갑자기 우울해집니다."

정서적 변화만 생긴 건 아니었습니다. 평생 해본 적 없는 노동을 하면서 땀을 많이 흘렸고, 때론 바빠서 소변도 참아가며 일을 해야 했으며, 일을 많이 한 날은 다리가 뭉쳐 통증을 느꼈습니다. 평소에 잘 걸리지 않던 감기도 자주 앓게 됐고, 전보다 추위를 참는 게 힘들어졌습니다. 기도가 무언가로 막힌 것처럼 목소리가 제대로 나오지 않았습니다.

40대 후반의 이 남성을, 그가 놓인 환경을 통해 분석해봅시다. 실직 후 찾아온 외부 환경의 급격한 변화에 이 남성은 매우 과민하게 반응하고 있습니다. 사소한 자극을 민감하게 받아들이고 현실보다 앞서 걱정합니다. 감정은 조그마한 자극에도 요동을 칩니다. 처음 회사를 떠날 때는 막막한 현실에 마음에 동요가 일었습니다. 이겨내기 위해 새로운 일을 시작했지만 장사가 잘 되면 너무 흥분이 돼 기분이 들뜨고, 손님이 조금이라도 줄면 잘못될 것 같은 불길한 마음에 급격하게 우울해지는 상태가 반복적으로 나타났습니다.

질병에는 반드시 원인이 있기 마련입니다. 삶 속에 은밀하게 숨어있습니다. 따라서 질병을 치료하는 의사는 환자가 살아온 삶을 면밀히 추적해 단서를 찾아내고 거기서부터 문제의 실마리를 풀어가야 합니다. 마치 탐정처럼 말입니다. 환경 변화에 따른 육체적, 심리적 반응을 고대의 치유사들은 어떻게 기록했을까요?

〈상한론〉에 이런 내용이 있습니다.

"내 몸의 균형이 무너진 상태에서 과한 활동과 넘치는 감정을 조절하지 못할 뿐만 아니라 땀이 나도록 움직이는 행위를 지속적으로 하며, 마음이 조급하여 소변을 자주 보러 간다. 감정은 예민해져서 자주 분노와 짜증을 표출하며 몸은 한기에 민감해져서 추위를 자주 느끼고, 과하게 많이 움직인 결과 다리가 자주 뭉치는 상태가 일상적으로 발생한다. 또한 무언가에 집중하고 몰입을 할 때 얼굴로 열이 달아오르고, 목안이 건조하고 음식 냄새에도 민감해져서 거부감을 나타낸다. 감초건강탕으로 치유한다."

[傷寒, 脈浮, 自汗出, 小便數, 心煩, 微惡寒, 脚攣急, 反與圭支湯, 欲攻其表, 此誤也. 得之便厥, 咽中乾躁吐逆者, 作甘艸乾姜湯與之.]

조울증은 기분 장애의 대표적인 질환으로 기분이 들뜨거나 과민해지는 조증과 반대로 기분이 가라앉고 우울하거나 감정이 우둔해지는 우울증이 나타난다는 의미에서 '양극성장애'라고도 합니다. 일이 순조롭게 풀릴 때에는 기분이 좋고 자신감에 고양되었다가도 이내 좋지 않은 상황이 올 것이라 믿고 초조해집니다. 또 일이 어려워지거나 문제가 발생하면 갈피를 잡지 못하고 감정이 흔들립니다. 불안감을 해소하기 위해 다른 일에 몰입하거나 쾌락에 빠지기도 합니다.

여기서 보이는 심리적 반응의 핵심은 무엇일까요?

바로 '과민성'입니다. 이러한 심리적 바탕에는 타인의 칭찬과 인정을 얻기 위함이 놓여 있습니다. 불안한 상황에 직면하면 집중적으로 몰입해서 이를 극복하려고 애태우고, 안정적인 상황에서도 사라질지 모르는 불안감에 애를 태웁니다. 그러므로 사회생활이나 대인관계에서 걱정과 염려로 인해 변덕이 심하고, 주위 사람의 말에 잘 흔들립니다. 감수성이 풍부하게도 보일 수 있고, 하루에도 수십 번 감정의 기복이 나타날 수도 있습니다.

그렇다면 그에게 왜 이러한 '과민함'이 자리하게 되었을까요? 그의 과거로 돌아가 봅시다. 초등학교 시절 그의 부모님은 이혼을 했습니다. 어린 나이었지만 엄마와 동생을 자신이 책임져야 한다는 생각에 슬픔도 참고 지냈습니다. 그러나 3년 후 엄마가 재혼을 하게 되었고, 이후 그는 조부모 손에서 자랐습니다. 부모에게서 버림받았다는 서러움은 그의 유년기와 사춘기를 지배했습니다. 마음은 늘 불안했습니다. 사람은 한순간에 불행해질 수 있다고 생각했습니다. 혼신의 힘을 다해 버텼고, 다행히 대학을 무사히 마쳤으며 사회로 진출했습니다.

직장을 다녔고 가정도 꾸렸지만 어린 시절 마음을 짓눌렀던 무거운 불안함은 항상 그를 따라다녔습니다. 그러다 직장을 관두면서 그의 무의식 속에 내재되어 있던 불안감이 한꺼번에 몰려온 것입니다.

치료를 받을 정도는 아니지만 기분의 '업 앤 다운(up and down)'을 자주 경험하는 사람 역시 과민함에서 비롯되는 경우가 많습니다.

이런 사람에게 필요한 것은 바로 '항상심'입니다. 주변 환경의 변화에 좌지우지되기보다는 자신의 내면에 주의를 집중해야 합니다. 내 자신이 아니라 타인 혹은 주변 환경에 주의가 과도하게 쏠려 있으면 자신의 삶은 공허해집니다. 삶 속에서 환경 변화는 언제 어디서든 다양하게 올 수 밖에 없습니다. 작은 바람에도 크게 일렁이는 파도가 되어서는 안 됩니다. 마음 깊숙이 흔들림 없는 고요함을 유지해야 합니다. 인도의 철학가 마하리쉬는 이렇게 말했습니다.

"마음이 끊임없이 외부로 향하면 허상이다. 반대로 마음을 굳건히 하여 내면을 지킬 때 본연의 참 자아를 찾을 수 있다."

그렇습니다. 자신을 둘러싸고 있는 거짓된 생각, 허상을 제거하는 것이 마음의 문제를 해결하는 최선의 방법입니다. 참 자아를 둘러싼 허상들은 삶을 버텨 내기 위해 만들어낸 상상의 산물입니다. 불안해하고 두려워하고 공포를 느끼고 조급해하는 등의 감정들은 살아오면서 겪었던 수많은 경험들이 머리에 저장되면서 지금의 일과 무관한 과거의 기억을 소환하면서 시작됩니다. 자아를 둘러싼 허상을 자신의 참모습으로 착각하면서 삶을 불행으로 끌고 갑니다.

이를 극복할 수 있는 구체적인 실천 방법은 무엇일까요? 먼저 불행했던 과거의 기억들을 털어내야 합니다. 마음으로 '10초 여유'를 권하고 싶습니다. 어떤 일을 하더라도 빨리빨리 하려는 조급함에서 벗어나 한 템포 늦추는 행동을 해야 합니다. 쉬운 말로 "워~워~" 하라는 뜻입니다. 그리고, 마지막으로 미래에 대한 불안감이 몰려올 때면 "패스! 패스!"라고 마음속으로 외치세요.

'그래! 이 또한 거짓이고 지나갈 거야!'라고 반복해서 되뇌어보세요.

불행했던 유년 시절의 어두운 그림자도, 직장을 그만두며 받은 상처도, 새로 시작하는 사업에 대한 불안함과 실패하면 안 된다는 압박감도 결국 본인이 만들어낸 거짓 자아입니다. 그는 스스로 이를 인식하기 시작했고 이러한 허상을 과감히 걷어내는 작업을 통해 진정한 자아를 찾아가는 훈련을 반복했습니다. 결국 인생을 바라보는 자신의 시각이 잘못되었음을 깨달았고, 비로소 마음의 안정을 찾게 됐습니다.

조울증에서 벗어난 사람들

김OO (9세, 남)

저는 OO이 아빠입니다. 아이가 조울증이라는 얘기를 듣고 보니 초등학교 입학 전에도 조울증이 있었구나 싶은 행동들이 떠올랐습니다.

예전에 아이는 혼자 있는 것을 상당히 불안해했습니다. 저와 있으면 그나마 마음이 편해진다고 해서, 아이를 전학시켜 저와 등하교를 같이 하게 했습니다. 그래도 불안해서 하루 종일 저에게 전화를 했었습니다.

한약을 처방받아 3개월 조금 넘게 먹으니 증세가 조금씩 호전되어가는 아이가 보입니다. 보통 다른 아이들과 같아지고 있습니다.

6개월 정도 지나니 아이가 혼자서 학교에서 집까지 찾아오게 되었습니다. 물론 15분 거리일 뿐이지만 예전에는 상상도 못할 일이었습니다. 할머니, 할아버지가 데리러 가면 '혼자 갈 수 있어요. 다음에는 오지 마세요.'라고까지 합니다.

약을 먹기 시작한지 7~8개월이 넘어가고 있는 지금은 집을 혼자 지키면서 공부도 하고 TV도 보게 되었습니다. 이제 저에게 필요 없는 전화는 전혀 하지 않습니다. 저에겐 노영범한의원이 로또였습니다.

서○○ (10대 후반, 남)

중학교 3학년 때부터 학업 스트레스, 부모와의 갈등으로 인해 우울 증상을 느꼈습니다. 양약을 4개월 동안 복용하는 중에 고등학교에 진학했습니다. 이때 갑자기 자신감이 넘쳐나기도 하고 우울과 불안이 오기도 하는 등 감정변화를 비롯한 여러 가지 증상이 오기 시작했습니다. 양방 병원에서 15일간 입원치료를 했는데, 부작용으로 인해 양약은 먹을 수가 없었습니다.

그러다가 인터넷으로 검색해서 노영범한의원을 알게 되었습니다. 한약 먹기는 힘들었지만 먹으면 몸과 마음이 맑아지는 게 느껴졌습니다. 원장님의 정확한 처방으로 어두운 터널을 빠져나와 지금은 다시 수능 준비를 하고 있습니다.

원장님을 만나지 못했으면 어땠을까요? 지금도 아찔한 생각이 듭니다. 제가 여기까지 올 수 있도록 도와주신 원장님, 직원분들 정말로 감사드립니다. 항상 행복하시고 건강하세요.

3

"도저히 화를 참을 수가 없다"

분노조절장애

그녀는 고등학교 선생님입니다. 어느 날 교무회의에서 의견 충돌이 생겼습니다. 학교 재단의 비리에 관해 자신의 의견을 피력한 결과였습니다.

'용기를 내 바른 말을 했다'는 자신의 생각과 달리, 학교 측에 동조하는 동료 교사들로부터 심한 말을 들었습니다. 너무 어처구니가 없었고, 수모를 당한 기분이었습니다. 사실 회의 때 그녀를 나무란 사람들은 평소에 그녀와 같은 생각을 나누던 교사들이었습니다. 이들을 대변하기 위해 목에 힘줄을 세웠는데, 도리어 역공을 당하고 나니 한순간에 커다란 배신감이 밀려왔습니다. 너무 당황해 아무 말도 못하고 그저 화를 삭이면서 꾹 참아야만 했습니다.

집에 돌아와 지난 일을 되짚어보니 자기 혼자 다 뒤집어쓴 것 같은 생각이 들었습니다. 사람들이 순식간에 돌변해 자신을 공격했다는 생각에 분하고 억울했습니다.

'그래 두고 보자, 반드시 되갚아주마!'

자기도 모르게 가슴에 복수심을 키웠습니다. 다시 교무회의가 열렸고 그녀는 다시 한 번 강한 분노를 표출하며 격렬하게 항의했습니다. 화를 주체할 수 없어 기물을 파손할 정도였습니다. 이 일로 학교측으로부터 징계를 받았고 소문은 학교 전체에 파다하게 퍼졌습니다. 학생과 동료들에게 외면당하면서 학교생활은 점점 힘겨워졌습니다. 그럴수록 분노는 계속 치밀어 올랐습니다. 자신을 멸시하는 사람들을 죽이고 싶은 충동까지 생겼습니다.

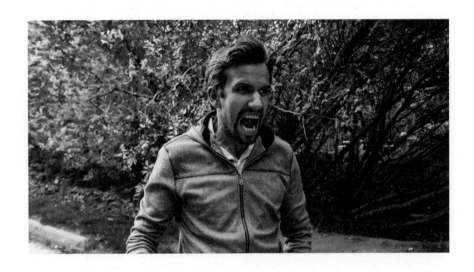

그런데 그때부터 몸에서 이상한 현상이 생겼습니다. 그 사건 후로 가슴 아래 명치 부위가 답답하고 돌덩이가 있는 것처럼 꽉 막힌 느낌이 들었습니다. 등에서 후끈 달아오르는 열감도 있었습니다. 병원에서 검사를 받았습니다. 위염 진단을 받았고, 대장에서는 폴립(polyp, 용종)이 발견되어 제거 수술을 받았습니다. 그러나 도무지 나아지질 않았습니다. 그날의 사건을 떠올릴수록 증세는 더욱 심해졌습니다. 몸까지 아파오니 감정은 더욱 격해졌습니다. '모두 다 죽이고 싶다'는 생각이 들고, 서서히 감정 통제 불능 상태에 이르렀습니다.

마음의 문제는 그 마음에 깔려 있는 바탕을 찾아내야 근원적으로 치유할 수 있습니다. 그렇게 해야만 모든 게 정상으로 회복된다는 것을 간과해서는 안 됩니다. 그녀는 병원에서 분노조절장애 진단을 받았습니다. 무모하고 충동적인 행동을 보이면서 점점 심해졌다면 반사회적 인격장애로까지 갈 수도 있습니다. 모든 대상과의 관계를 전투와 대결 구도로만 인식하는 것입니다.

그녀는 교무회의에서 싸우듯이 발언을 했고, 다른 선생님이 자신과 다른 의견을 가졌다고 생각하기보다는 '나를 무시한다'고 여기게 됐습니다. 그러면서 가슴에 울분을 품었고, 점점 복수심을 키워갔습니다. 급기야 감정을 통제 못하고 극단적인 상황까지 몰고 간 것입니다.

이런 분노조절장애를 고대 치유서인 〈상한론〉에서는 어떻게 표현했을까요?

"분노가 생기면 가슴에 품고서 괴로워하며 가슴 아래에 단단한 덩어리처럼 굳어지는 것이 곧 결흉이라는 병이다."

고대인들은 분노가 일어나는 부위를 가슴으로 보았고, 그 가슴에 엉켜 있으면서 응어리가 맺힌다고 관찰했던 것입니다. 이는 대함흉탕으로 치유합니다.

[大陽病, 脈浮而動數, 頭痛, 發熱, 微盜汗出, 而反惡寒者, 表未解也. 醫反下之, 動數變遲, 脇內拒痛, 短氣躁煩, 心中懊惱, 陽氣內陷, 心下因硬, 則爲結胸, 大陷胸湯主之.]

여기서 우리는 '결흉(結胸)'이란 글자에 집중해야 합니다. 쉽게 풀어봅시다. 결은 실 '사(絲)'와 길할 '길(吉)'로 이루어져 있습니다. 여기에 가슴 깊숙한 곳을 표현한 '흉(胸)'이 합쳐져 있는 글자입니다. 한마디로 가슴에 무언가가 실타래처럼 엉켜 있다는 것입니다. 종합해보면 가슴에 분노를 품었다가 머리끝까지 분노를 표출하는 '번(煩)'에 이르게 되는 것입니다.

위에서 예로 든 교사의 문제만은 아닙니다. 화가 나 가슴이 답답한 기분을 느껴보지 못한 사람은 거의 없을 것입니다. 우리는 이미 분노의 시대에 살고 있는지도 모릅니다. 몇 가지 사례를 봅시다. 변심한 애인의 가족을 처참하게 살인한 끔찍한 사건, 유산을 다른 형제들보다 적게 준다고 부모를 살해한 반인륜적 사건, 정치적 노선이 다르다고 배신의 정치를 운운하며 끝까지 낙마시키려는 행태, 개인의 불행을 사회적 불만으로 치환시켜 아무런 관계도 없는 사람을 죽인 '묻지마 살인', 종교적인 갈등으로 인한 테러까지, 가정·학교·직장 곳곳에서 이해할 수 없는 일이 지금 벌어지고 있습니다. 그 기저에 바로 분노가 있습니다.

이런 분노조절장애의 심리적 바탕은 바로 '적개심'입니다. 자기를 무시하거나 좌절시키는 상태가 오면 억울한 감정을 가지게 됩니다. 그 억울함을 '꽁'하게 가슴에 품고 지냅니다. 그 '꽁'한 것이 '응어리'가 돼 적개심은 쌓이고, 점점 복수심이 커져갑니다. 그러다 급기야 감정이 통제가 안 되고 분노가 폭발하는 것입니다.

위의 교사는 왜 적개심이 생겼을까요?

우선 그녀의 삶을 살펴봅시다. 어린 시절 그녀는 독선적인 아버지에게 항상 무시당했습니다. 매사 자신의 뜻이 전혀 반영되지 않았고 아버지의 의도대로만 진행됐습니다.

아버지로부터 '너는 그런 것도 못하냐?', '네가 뭘 할 수 있냐?'와 같은 말을 자주 들었다고 합니다. 그는 원래 문학도가 꿈이었습니다. 그러나 마지막 진로마저도 아버지가 틀어버렸습니다. 결국 그는 사범대로 진학했고, 아버지의 뜻대로 선생님이 됐습니다. 이미 어린 시절부터 아버지에 대한 적개심과 복수심을 품고 있었고, 이후에 이것이 발현된 것입니다.

이런 적개심을 없애는 방법은 무엇일까요?

가슴의 '응어리'를 풀어야 합니다. 가슴에 분노를 품는다는 것은 '피해의식'에서 출발합니다. 다른 사람들은 그런 의도가 아닌데 본인이 잘못 해석해 적대적인 감정을 가지게 되는 것입니다.

이를 해결하는 구체적인 방안은 다음과 같습니다.

첫째, 가슴을 여는 것입니다. 억울한 감정이 생기면 그 자리에서 바로 표현을 해야 합니다. 그렇지 않고 오래 쌓아두면 가슴에 엉키어 이후엔 풀 수 없는 단계로 갑니다. 마치 실타래가 엉키면 풀 수 없듯이 골이 깊어집니다.

둘째, 가슴에 맺힌 것을 우회적으로 표현해야 합니다. 매사에 직설적인 방법보다 대화하듯이 편안하게 전달하는 스킬을 익혀야 합니다.

셋째, 상대에 대한 지배성을 버려야 합니다. 상대에게 지적하는 습관, 싸워서 이겨야 한다는 생각을 버리라는 의미입니다.

마지막으로 가슴에 힘을 빼야 합니다. 모든 상황을 혼자서 가슴으로 버티고 인내하려 하지 말고 마음을 풀고 이완하는 습관을 들여야 합니다.

위 교사에게도 실제로 '어깨, 가슴에 힘을 빼세요!'라고 지도했습니다. 이전까지만 해도 그는 스스로 몸에 힘이 들어가고 굳어진 것을 인식하지 못했습니다. 어린 시절 그가 겪은 일에 대해서도 이야기를 나눴습니다. 이 과정을 통해 그는 아버지의 행위가 딸을 사랑하는 방식 중 하나였음을 깨닫게 됐습니다.

그러면서 조금씩 피해의식을 버리게 됐고, 마음도 부드러워지기 시작했다고 합니다. 동시에 '아! 내가 이 정도밖에 안 되는구나.' 하는 반성과 참회를 했습니다. 자신의 인생을 돌아보는 큰 전환점이 된 것입니다. 그의 남편은 '아내가 달라져 제가 너무 편해졌다'며 고마움을 전했습니다. 그동안 아내에게 얼마나 압박을 받았는지 충분히 감지할 수 있었습니다. 그렇습니다. 행복은 나로부터 출발하는 것입니다. 내가 변하면 세상은 변하게 되어 있습니다. 내가 행복하면 세상이 행복하게 다가오는 것입니다. '내 탓이오. 내 탓이오. 내 탓이로소이다.'라는 글귀가 새삼 실감나게 다가왔습니다.

분노조절장애에서 벗어난 사람들

김OO (40대 중반, 남)

3년 동안 양방 약으로 치료를 받았으나, 잠도 못 자고 조증은 계속 재발했습니다. 그러다 동생의 추천으로 노영범한의원을 알게 되었고 찾아갔습니다. 원장님께서는 치유될 수 있다는 확신을 주셨습니다.

약을 먹으며 불면증이 없어졌습니다. 늘 불안하고 초조하여 흥분되었던 마음이 차츰 가라앉으며 머리도 맑아지기 시작했습니다. 직장에서 감정의 기복도 현저히 줄어들었습니다. 참으로 신기하고 기쁠 따름입니다. 6개월 동안 약을 복용하다가 한 달 쉬고, 오늘 원장님을 찾아뵈었더니 매우 안정적으로 좋아졌다고 말씀하셨습니다. 한 달간 약을 더 먹으면 완전히 병의 뿌리를 뽑을 수 있겠다는 확신이 생깁니다. 그동안 도와주신 노영범한의원에 감사드립니다.

4

"살아갈 의욕이 없어 죽고 싶다"

우울증

"사는 게 아무런 의미가 없습니다. 살아야 할 이유도 모르겠습니다."

오랜 침묵을 깨고 어렵사리 그가 한마디 툭 내뱉었습니다. 진료시간 대부분은 그의 아내가 답변을 대신했습니다. 아내는 남편이 몇 년 전부터 급격히 말수가 없어졌다고 했습니다. 하루 종일 넋이 나간 사람처럼 지낸답니다. 바깥출입도 하지 않고 집 안에서 그저 초점 없는 눈으로 멍하니 앉아 있기 일쑤였습니다.

어떤 날은 갑자기 가슴을 부여잡고 눈물을 흘릴 때도 있었고, 실어증 환자처럼 말을 시켜도 응답이 없는 날도 많았습니다. 가족들은 너무 답답했습니다. 이상하게도 밥은 잘 먹었습니다. 배가 부를 것 같은데도 꾸역꾸역 먹더니 체중이 10kg 이상 늘었습니다. 그러다 가끔씩은 '내가 죽어야 해. 내가 죽어야지.'하고 혼잣말로 중얼거렸습니다. 실제 자살 시도로 이어진 것도 한두 번이 아니었습니다.

이 남자에게 대체 무슨 일이 있었던 걸까요?

그는 얼마 전까지 은행 지점장으로 근무했습니다. 좌우명이 '성실'일 정도로 열심히 일했습니다. 순종적이기까지 한 그는 상사의 말에 절대적으로 따르면서도 부하 직원들에게는 더없이 부드러운 사람이었습니다.

그 결과 꿈에 그리던 지점장이 될 수 있었습니다. 그런데 얼마 되지 않아 은행이 통폐합을 하게 됐습니다. 하루아침에 자신의 자리가 위태로워졌음을 느꼈습니다. 통폐합 과정에서 반복되는 회의로 인해 지쳐갔고, 부조리한 결정이 많았지만 단 한 번의 항의도 하지 못하고 윗선의 결정에 따라야 했습니다. 아꼈던 직원들마저 자신을 원망하는 단계에 이르렀지만 말도 못하고 그냥 인정했습니다.

"모든 게 다 나 때문이야. 내가 못나서 이렇게 된 거야."

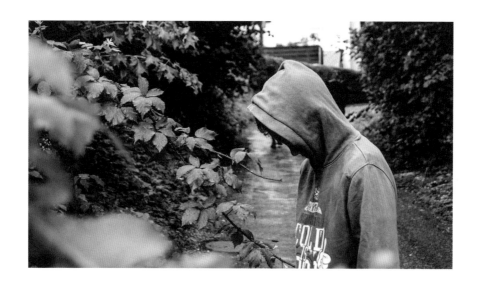

그는 그렇게 자책했습니다. 그간 이뤄온 모든 것이 물거품이 된 것 같아 허무했습니다. 인간에 대한 환멸을 느꼈고, 점점 말수가 줄어갔습니다. 공허함과 무력감이 그를 짓눌렀고, 몸과 마음의 전반적인 기능이 저하됐습니다.

고대의학서인 〈상한론〉에서는 이와 유사한 인간의 상태를 다음과 같이 기록해놓았습니다.

"(중략)…몸은 무거워지고, 애를 써도 불안하고, 마음에 소중한 것을 잃을까 봐 심란하고, 특히 속이 헛헛하고 텅 빈 느낌이 들며, 타인에게 손님 대하듯 친절히 대하느라 마음속의 할 말을 다 하지 못해 괴로워하는 사람은 치자시탕으로 치유한다."

[心憒憒反譫語, 若加溫針, 必怵惕煩躁, 不得眠, 若下之, 則胃中空虛, 客氣動膈心中懊憹, 舌上胎者, 梔子豉湯主之.]

원문 중에 중요한 의미를 담고 있는 표현 몇 개를 살펴봅시다. 먼저 '객(客)'은 '제후들 사이를 오고 가는 사절'이란 뜻으로 상대를 높여 부르는 데 사용됩니다. 그래서 '객기'는 타인을 극진한 손님을 대하듯 하는 기분을 말합니다. 자신이 불편하더라도 꾹 참고 손님의 기분에 맞추는 심리입니다. 자기감정은 표출하지 못하고 타인에게 친절하게 응대하는 '을'의 마인드라고 볼 수도 있습니다. 그래서일까요? 이런 부류의 사람 중에는 '자신은 어딘지 모르게 부족하고 모자라다'는 마음을 지니고 있는 경우가 많습니다.

'위중공허(胃中空虛)'라는 단어는 위 속이 텅텅 비고 허전함을 말한다. '공(空)' 자는 구멍이 뚫렸다는 뜻입니다. '허(虛)' 자는 호랑이 '호(虎)'에 구릉을 뜻하는 '구(丘)'가 합쳐진 글자입니다. 이것은 호랑이 같은 맹수의 출현으로 주거지가 황폐화돼 의당 있어야 할 것이 존재하지 않는 상황을 의미합니다. 이 두 단어가 묘사하는 정황을 요약해본다면 사람을 대할 때 자기 내면의 감정을 표출하는 대신 친절함 이상으로 굽실거리게 되고, 스스로 자기 존재에 대한 부족감을 느끼게 되어 마음속에 텅 빈 공허함이 엄습하는 것을 말합니다.

이 같은 우울증의 심리적 바탕에는 무엇이 있을까요?

바로 '열등감'입니다. 무의식에 뿌리 깊게 박혀 있는 열등감은 자존감 결여의 부산물입니다. 일반적으로 열등감은 유년 시절 엄격하고 권위적인 가정환경에서 비롯됩니다. '허용'보다 '통제'가 강한 양육방식은 아이가 부모의 눈치를 보게 만들고, 자기 내면의 확신보다는 상대가 나를 어떻게 생각할지에 주목하게 합니다. 문제의 원인을 자기로 귀결시키고, '내가 잘못했다. 나는 가치가 없는 사람이다.'라는 잦은 반성과 자책에 빠지기 쉽습니다. 자기 계발을 위해 끊임없이 노력해도 어려서 형성된 낮은 자존감은 쉽게 극복되지 않습니다. 흔히 순종만 하고 싫은 내색을 하지 않는 '착한 아이 콤플렉스'는 평가를 중시하고 통제가 강한 이 같은 환경에서 만들어집니다.

사연의 주인공도 유년 시절 통제가 강한 아버지 밑에서 자랐습니다. 아버지는 술을 좋아해 주사가 심했고, 폭행도 일삼았습니다. 어머니와 도피해 살았지만 오랫동안 아버지의 권위에 짓눌려 압박을 받고 지내는 동안 심한 위축감에 시달렸고, 그러면서도 외아들이라는 책임감에 누나들을 지켜야 했습니다. 어머니에 대한 연민으로 자기의 감정을 표출하기보다는 억누르며 살아왔습니다.

'내가 잘돼서 집안을 일으켜 세워야겠다'는 일념밖에 없었습니다. 이런 생각으로 대학 진학을 포기하고는 은행원의 길로 들어섰습니다. 학력 콤플렉스 때문에 더 노력하고 공부했습니다. 때론 지칠 때도 있었지만 그 어떤 원망도 없이 꿋꿋하게 일해 지점장까지 올랐습니다. 그런데 그 모든 게 한순간에 물거품이 된 것입니다. 허탈하지 않을 수가 없었습니다. 살아갈 의욕도 그 어떤 의욕도 없었습니다. 노력할 에너지는 바닥이 났고 탈진 상태가 됐습니다.

낮은 자존감을 극복하기 위해서는 다음과 같이 하는 게 좋겠습니다.

첫째, 열등감을 버려야 합니다. 자신이 늘 부족하다고 여기는 생각은 틀렸습니다. 스스로 만들어낸 왜곡된 생각입니다. 잘못된 생각은 버려야만 낮은 자존감을 극복할 수 있습니다.

둘째, 자신 있게 행동해야 합니다. 상대에게 맞추는 '을'의 태도를 버리고 자신의 생각대로 당당하게 행동해야 합니다. 내 생각이 틀릴 수 있다는 생각 대신 내 생각도 옳다고 생각하는 게 중요합니다.

셋째, 자신의 말을 해야 합니다. 자존감이 낮은 사람들은 내면에 품고 있는 생각과 감정을 있는 그대로 피력한 경험이 부족합니다. 수시로 자신의 의견을 용기 있게 표현함으로써 타인과 소통할 때 노력이 필요하지 않을 만큼 자연스러워져야 합니다.

넷째, 허기짐을 극복해야 합니다. 허전하고 부족하다는 생각에 채우려는 마음은 습관적으로 무언가를 먹는 행위를 유발합니다. 하지만 낮은 자존감에서 비롯된 허기진 마음은 음식으로 절대 채워질 수 없습니다. 오히려 많이 먹으면 몸이 무거워지고 움직임이 둔해집니다. 그만큼 마음도 무거워져 우울증을 심화시킵니다.

위 환자는 과거의 기억을 떠올리며 엉켜버린 실타래를 풀듯이 자신이 왜 이렇게 될 수밖에 없었는지 하나씩 하나씩 뿌리를 더듬어갔습니다. 아버지에 대한 공포와 두려움, 거기서 비롯된 열등감, 어머니에 대한 연민과 그로 인해 스스로 억눌렀던 자아, 그리고 오늘의 모습을 보면서 점차 자신을 객관적으로 인식하게 되었습니다.

그리고 어느 날 아내에게 "내가 왜 이렇게 멍청하게 있는 거지?"라며 물었다고 합니다. 마치 긴 잠에서 깨어난 듯 번쩍하고 정신을 차렸습니다. 친구들을 만나기 시작했고, 영어 학원을 등록하며 자기 계발에 다시 에너지를 쏟게 됐고, 열심히 살겠다는 목표를 갖게 됐습니다. 말문도 전처럼 열렸고, 눈동자도 또렷하게 변했습니다. 우울의 긴 터널을 빠져 나와 환한 세상을 맞이했습니다. 삶은 정말 마음먹기 나름인 것 같습니다. 생각하기에 따라 지옥이 될 수도 천국이 될 수도 있습니다. 천상병의 시처럼 삶을 아름다운 '소풍'으로 만드는 건 결국 마음에 달려 있습니다.

우울증에서 벗어난 사람들

남OO (50대 중반, 여)

참을성이 많은 성격이었던 저는 '나만 참으면 된다'는 생각으로 살았습니다. 몇 년 전에 우울증이 심하여 신경정신과에 입원하여 치료를 받다가 퇴원하여 약을 먹었습니다. 그러나 다 나은 것 같다가도 스트레스를 받는 일이 생기면 우울증이 재발해서 다시 병원에 가야 했습니다. 식욕이 없고 잠도 못자고 온갖 불안한 마음에 아무 일도 하지 못했습니다. 생활이 제대로 되지 않으니 집안은 엉망이었고 가족들도 힘들어했습니다.

어떻게 해서라도 고쳐보겠다는 생각을 하며 여러 방면으로 알아보고 있던 중 노영범한의원을 알게 되었습니다. 반신반의하며 치료를 시작했습니다. 처방받은 한약을 먹으면서 뇌신경이완치료를 일주일에 한 번씩 받았습니다. 세상이 달리 보이는 것 같았습니다. 마치 먹구름이 걷히고, 맑은 하늘을 보는 듯했습니다. 한 달 조금 넘었을 때 신경정신과 약을 조심스럽게 끊어보았습니다. 잠을 이루지 못할 줄 알았는데 잠을 잘 수 있었습니다. 너무나 신기했습니다. 온갖 부정적인 생각과 망상으로 힘들었던 머릿속의 생각들도 서서히 흐려지며 제 얼굴이 환해지기 시작했습니다. 운동도 병행하며 삶의 향기를 느낄 수 있었습니다. 제가 좋아지니까 가족들도 좋아하며 반겨줍니다. 세상을 긍정적으로 바라보며 감사하다는 생각이 듭니다. 앞으로도 꾸준히 치료를 더 할 것입니다. 희망이 보이기에 즐겁습니다. 여러분들께서도 믿음을 가지고 치료에 임하시길 바랍니다. 감사합니다.

박OO (20대 초반, 남)

노영범한의원과 인연이 닿은 날이 제 삶의 중요한 터닝포인트였습니다. 노영범한의원을 찾아왔을 때의 저는, 자존감이 바닥을 치고 우울감은 하늘까지 치솟은 상태였습니다. 기억력과 두뇌회전력은 제 자신이 실망스러울 정도였죠. 제 자신이 닳아 없어져가는 느낌이었습니다. 마지막으로 살려고 노력은 해봐야 되지 않나 하는 생각 끝에 찾아온 곳이 노영범한의원이었습니다.

그 후 제 몸에서 서서히 작은 변화가 느껴지기 시작했습니다. 우선 약을 먹으며 뇌 깊숙한 곳에서부터 오는 희열 비스무리한 느낌을 받게 되었습니다. 마음에 응어리져 있던 생각, 감정, 기억들이 서서히 풀리는 느낌을 받았습니다. 1개월이 지나자 얼굴의 홍조와 작열감, 도드라졌던 모공이 사라져갔습니다. 혈색이 밝아졌습니다. 그리고 서서히 행복이 찾아왔습니다.

노영범한의원의 모든 분들에게 너무나 감사하단 말씀 전해드리고 싶습니다. 이 은혜를 어떻게 갚아야 할지…. 제가 삶을 포기하지 않고 되찾게 만들어주셔서 너무 감사드립니다.

박OO (50대 후반, 여)

저는 박OO 여사님의 며느리입니다. 정정하던 어머님께서 갑자기 가슴통증을 호소하셨어요. 가슴이 너무 아프다며 잘 움직이지도 못하셨죠. 병원에 가서 검사를 했는데 원인이 나오지 않았어요. 위, 식도, 폐, 갑상선, 심장 등등 가슴 근처 검사할 수 있는 모든 검사를 해보았지만 모든 검사결과는 정상이었습니다. 정확한 병명이 나오지 않으니 병원에서는 진통제만 처방해주었습니다. 그렇게 거의 1년을 진통제를 먹으며 버텨오셨네요. 병원에서는 복강검사를 권유했습니다. 배에 구멍을 뚫어

관을 집어넣어 직접 몸 내부 장기를 확인해보는 것이었지요.

양의원에서는 병명을 찾지 못하기에 한의원을 검색해보았습니다. 그러다가 노영범한의원을 알게 되었습니다. '마지막이다.'라는 생각으로 한의원을 방문했습니다. 원장님께서 '이것은 마음의 병이라 온갖 검사를 다 해봐도 원인이 나오지 않는다'고, '수년간 마음이 힘들어왔는데 그것을 다뤄주지 못해 그것이 통증으로 나타나는 것'이라고 하셨습니다. 양의원에서는 한번도 병명을 진단해주지 못했는데 원장님께서는 원인을 명확히 짚어주셔서 믿음이 갔습니다.

그렇게 약을 드시기 시작했습니다. 당연히 진통제는 끊었고요. 사실 '거의 1년간 진통제 없이 하루도 버틴 날이 없었는데 괜찮을까?' 걱정이 되었지만 약을 먹고 바로 효과가 보였습니다. 통증이 없을 때에도 항상 가슴이 무겁고 답답했는데 이 약을 먹고는 가벼워지신 것입니다.

그렇게 3개월. 지금 어머님의 표정은 너무나도 평온하십니다. 예전에 그렇게 아팠을 때는 이러다가 죽겠구나 싶었는데 지금은 너무나도 살맛난다고요. 마지막으로 찾은 노영범한의원, 어머님께 다시금 삶의 기쁨을 선물해주셨습니다. 감사합니다.

5

"나는 쾌락을 즐기고 싶다"

중독증

도박으로 가산을 탕진한 한 중년 남성 한 분이 내원했습니다. 그는 도박과 게임, 술에 빠져 아내에게 이혼을 당했습니다. 그런 동생을 안타까워한 누이들이 그를 병원으로 이끌었습니다.

그는 어린 시절부터 무척 게임을 즐겼다고 합니다. 틈만 나면 주변 사람과 내기를 했는데 여기에 그치지 않고 항상 '일확천금'을 꿈꿨습니다. 결혼을 한 후에도 게임과 술은 그의 삶을 지배했습니다. 직장생활을 하며 주식으로 대박을 노렸지만 실패만 거듭했습니다. 그러던 중 스포츠도박에 빠졌습니다. 쉽고 빠르게 승부를 볼 수 있다는 점에 끌렸습니다. 잘하면 그간의 실패를 만회할 수 있을 것 같았습니다. 친구와 동료에게 돈을 빌리고, 여의치 않아 결국 사채까지 끌어다 썼습니다. 그는 '딱 한 번이면 모든 걸 만회할 수 있다'는 생각에 주변의 만류에도 도박을 거듭했습니다. 급기야는 회사의 공금까지 횡령해 도박을 했고, 회사에서도 쫓겨났습니다.

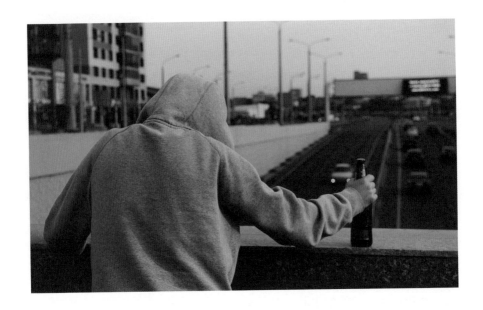

그러던 중 신체에 이상한 변화가 나타났습니다. 가만히 있어도 배가 부르고 가스가 찼습니다. 트림과 방귀가 계속 나왔고, 가슴이 답답해 터질 것 같았습니다. 심할 때는 복부 아래에서 급격한 경련이 나타났고, 통증은 못 견딜 정도였습니다.

이런 와중에도 그는 도박과 게임에 대한 망상에서 헤어나지 못했습니다. 장

시간 앉아서 도박과 게임을 즐겼고, 긴장을 풀기 위해 계속 술을 마셨습니다. 한탕에 대한 욕망을 해소할 길이 없으니 하루에도 수십 번씩 자위행위를 했습니다. 그야말로 '쾌락 종합 패키지'에 빠져 중독의 극치에 이른 것입니다.

일설에 의하면 중독증에 빠진 사람의 뇌에는 자그마한 방(구조물)이 있습니다. 그 방을 채워줄 특정한 물질이 들어오지 않으면 뇌는 그것을 지속적으로 요구합니다. 만일 일정시간 동안 갈망하는 물질로 채워지지 않으면 심한 금단현상이 나타납니다. 이 경우 뇌는 최적의 상태를 유지하지 못하고 균형을 잃어 해당 물질을 다시 섭취하고 싶다는 충동에 휘말리게 됩니다.

그렇다면 고대인들은 이런 중독현상을 어떻게 진단했을까요?

〈상한론〉에서 살펴봅시다.

"배가 부르고 더부룩하여 힘들어도 자기가 좋아하는 것을 계속해서 섭취하고, 결국은 과부하가 걸려 내려가지 않아 매우 힘들어하며, 자기에게 이로운 것과 좋아하는 것을 끊임없이 끌어들인다. 고통스럽고 몸이 계속 아프더라도 결과만을 기다리면서 참게 된다. 이는 계지가작약탕으로 치유한다."

[273條. 太陰之爲病, 腹滿而吐, 食不下, 自利益甚, 時腹自痛, 若下之, 必胸下結硬 279條. 本大陽病, 醫反下之, 因爾腹滿時痛者 屬大陰也. 圭支加芍藥湯主之, 大實痛者, 圭支加大黃湯主之.]

여기서 '복만(腹滿)'이란 글자에 주목할 필요가 있습니다. 배가 가득 차서 팽팽하게 불러오는 것을 묘사했습니다. '가득 찰 만(滿)'은 물과 같은 액체(水)와 질그릇을 나타내는 문자(㒼)가 합쳐져 그릇에 액체가 넘쳐나는 상황을 의미합니다. 즉 배에 무언가를 그득 채워야 만족하는 상태를 말합니다. 스스로 감당하지 못하는 것을 억지로 끌어들이는 것은 과욕이고 탐욕입니다.

중독도 이러한 욕심에서 출발합니다. 고대인들은 무언가에 대한 과도한 욕심을 복만(腹滿)으로 표현한 것입니다.

현대인은 갖가지 중독에 노출되어 있습니다. 정상적인 생활 자극을 벗어난 말초적이고 순간적인 쾌락에 너무 쉽게 젖어 듭니다. 밤새도록 게임에 몰입하고, 스마트폰이나 소셜네트워크서비스(SNS)에 온통 마음을 빼앗깁니다. 공정하고 정당해야 할 스포츠 게임은 도박과 승부 조작으로 오염됐고, 노골적인 성행위 동영상도 손만 뻗으면 닿을 만큼 우리 가까이에 있습니다. 밤이 되면 술에 취해 비틀거리는 사람이 부지기수입니다. 극단적인 쾌락과 흥분을 느끼기 위해 프로포폴과 같은 약물이나 마약을 즐깁니다.

중독증에 쉽게 빠지는 사람들은 어떤 감정을 내면에 품고 있을까요?

대표적으로 '낮은 자존감'입니다. 이들은 자기 존재가 희미하게 취급당하는 것을 매우 힘들어합니다. 타인의 평가가 자기 자신의 가치 평가에 매우 중요하게 작용하기 때문입니다. 그래서 주변 사람들에게 자기 존재를 부각시키려고 애를 씁니다. 실은 도박을 즐기는 것도 타인의 시선을 자신에게 집중시키려는 생각에서 출발합니다.

위 환자의 경우를 살펴봅시다.

그는 7남매 중 막내로 태어났습니다. 항상 누나와 형의 존재에 가려 자기는 없다고 느꼈습니다. 그래서 어릴 적부터 돌출 행동을 자주 했습니다. 성공한 모습을 보여주겠다는 다짐을 항상 했고, 부모와 형제에게 칭찬과 인정을 받기 위해 열심히 준비했습니다. 하지만 때마다 부족함을 절감하면서 점점 더 위축되어 갔습니다. 시간은 촉박했고 마음엔 여유가 없었습니다.

'그래, 한 방에 만회하자.'

그는 가족에게 자기의 가치를 입증할 방법을 찾던 중 승부가 쉽게 나는 도박의 유혹에 빠지고 말았습니다. 처음에는 가벼운 도박으로 시작했지만 자신의 뜻대로 되지 않자 그만두지 못하고 점점 과욕을 부렸습니다. 스포츠 도박으로 큰 손해를 보자 그 손실을 메우기 위해 더욱 더 도박에 집착하게 됐습니다. 결국 회복하기 힘든 상황으로 내몰렸고, 자포자기 상태로 술과 여자에 빠져 나날을 보내게 되었습니다. 어렵고 힘들어도 과정을 인내하며 묵묵히 걸어가기보다 쉽고 빠르게 얻을 수 있는 성공을 추구하다 헤어나오기 힘든 나락으로 추락한 것입니다.

상대가 나를 어떻게 생각하는지에 과도하게 신경을 쓰면 있는 그대로의 자신을 인정하지 못하게 됩니다. 아무리 노력해도 모든 사람에게 좋은 평가를 듣는 건 불가능합니다. 이룰 수 없는 목표를 가지고 전전긍긍 애를 쓰다 보면 자아는 점점 빈곤해질 수밖에 없습니다. 이런 불안 심리를 보상받기 위해 욕심을 부리고 무리수를 두게 됩니다. 결국 중독증을 극복하려면 자기 내면의 주체성을 확립하는 것이 중요합니다. 구체적으로 어떻게 실천할 수 있을까요?

먼저 타인을 만족시키려 하지 말고 자신이 가장 잘하는 부분에 집중해야 합니다. 그리고 자기가 취약한 부분에 대해서는 과감히 마음을 비우는 연습을 해야 합니다. '좋은 사람'이 되겠다는 욕심을 버리지 못하면 결국 과부하가 걸립니다.

둘째, 매사에 긴장하지 않아야 합니다. 사람들에게 잘 보여야 하거나 좋은 평가나 칭찬을 받으려고 하면 우리 몸은 긴장하게 되고, 굳어집니다. 그러다 보면 경직된 몸을 이완시키기 위해 본능적으로 술이나 도박, 섹스 등 쾌락을 추구하게 됩니다.

마지막으로 긴장과 욕심을 내려놓는 과정이 필요합니다. 개인적으로 '산책'을 권장합니다. 여유로운 산책은 사유와 깨달음을 줍니다. 걷다 보면 긴장된 몸과 마음이 자연스럽게 풀어지고, 마음속을 채웠던 탐욕도 비워낼 수 있습니다.

종합 중독에 빠졌던 이 환자는 다행히 중독에서 탈출하는 데 성공했습니다. 도박으로 진 빚을 대신 갚아주면 당사자는 또다시 도박에 빠져듭니다. 그래서 누이들은 동생이 아르바이트로 돈을 벌면 그 돈의 10배에 해당하는 빚을 갚아주기로 했습니다. 이야기를 들은 환자는 각오를 다지고서 병원 야간 경비 업무 아르바이트를 시작했습니다. 의외로 잘 버텨나갔습니다. 그가 첫 월급으로 100만 원을 받아오자 누이들은 실제로 1,000만 원을 갚아줬습니다. 돈을 갚는 재미가 붙자 그는 또 다른 일자리를 구했고, 빠르게 빚을 갚아나갔습니다. 이 과정에서 일의 즐거움을 느꼈고, 사람들과 함께 어울리면서 삶의 다른 가치들을 보기 시작했습니다.

"진정한 회개란, 다시는 하지 않겠다는 결심보다는 자신의 내면을 들여다보고 마음에서 우러나오는 자아의 소리에 귀를 기울이는 것입니다. 그리하면 과거의 나를 과감히 버릴 수 있고, 쓸데없는 것들과 단절할 수 있습니다."
– 배철현, 서울대 종교학과 교수

우리 마음 깊은 곳에는 작은 동굴이 있습니다. 복잡하게 돌아가는 세상의 시선과 유혹을 뿌리치고 동굴 속 깊은 곳에서 들려오는 침묵의 소리에 집중하면, 세상 어떠한 것으로도 가려지지 않은 진정한 자아를 만날 수 있습니다.

6

"불안해서 잠을 이룰 수가 없다"

불안장애(수면장애)

"도저히 불안해서 살 수가 없습니다!"

세상 모든 근심과 걱정을 다 짊어진 얼굴로 남자 한 분이 찾아왔습니다. 얼핏 봐도 겁이 많고 소심한 사람이라는 인상이 느껴졌습니다. 그는 한 달 전 사촌 동생과 이야기를 나누다 섭섭한 말을 들었다고 했습니다. 장손의 역할을 제대로 못한다는 지적이었습니다. 그는 사촌동생에게 한 마디도 제대로 따져 묻지 못했습니다.

그래서였을까요? 분하기도 했고 생각할수록 억울하게 느껴졌습니다. 자존심이 상했습니다. 그런데 이후에도 사촌동생의 말이 머릿속에서 떠나지 않았습니다. 충분한 시간이 흘렀다고 생각했는데 마찬가지였습니다. 며칠 반복되자 잠을 이루기 어려워졌습니다. 가슴은 답답해졌고, 얼굴에 뜨겁게 열이 오르기도 했습니다. 짜증이 많아졌고, 별것도 아닌 생각이 자꾸 떠올라 도저히 잠을 잘 수가 없었습니다. 낮에도 일상생활이 힘들었습니다. 몸에는 불편한 증상들이 하나둘씩 나타나기 시작했습니다. 이러다 잘못되는 건 아닌지 덜컥 겁이 났고, 1년 전 갑작스럽게 세상을 떠난 친구 생각도 났습니다. 건강에 대한 염려는 걱정의 수준을 넘어 죽음에 대한 공포로 이어졌습니다.

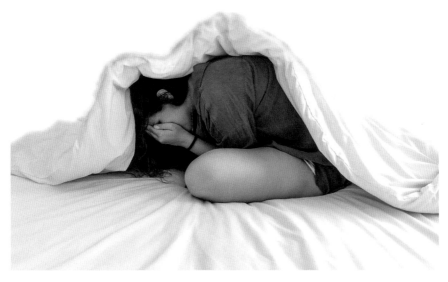

이와 유사한 기록이 고대 자연치유 의서인 〈상한론〉에도 기록되어 있습니다.

"행동과 사고가 조심스럽고 섬세하며 생각이 많아 잠을 잘 이루지 못한다. 따라서 몸을 움직이는 것을 싫어하고 항상 수면에 대한 욕구가 강하다. 그리고 분노나 짜증이 생기면 가슴이 답답해서 눕지를 못하여 잠을 전혀 이룰 수가 없다. 이는 황련아교탕으로 치유한다."

[281條. 少陰之爲病, 脈微細, 但欲寐也. 303. 少陰病, 得之二三日, 以上心中煩不得臥者, 黃連阿膠湯主之.]

원문에 나와 있는 중요한 글자를 고문자 풀이로 자세히 살펴봅시다. 먼저 작을 '미(微)'는 좌우 발의 움직임과 손의 동작을 나타내는 글자와 가운데 머리를 산발한 노인의 모습이 들어 있는 글자입니다. 한마디로 노인의 조심스럽고 느린 동작을 묘사하고 있습니다. 가늘 '세(細)'는 실 '사(絲)' 자를 통해서 세밀함을, 갓난아이의 숨골을 표현하는 정수리 '신(囟)' 글꼴로 나약함을 함축하고 있습니다. 그리고는 '심중번 부득와(心中煩 不得臥)'라 하여 가슴에 분노가 쌓이면 눕지 못하여 잠을 이룰 수가 없다고 표현해놓았습니다. 사례의 주인공이 사소한 일에도 조심스러워 직접적으로 표출하지 못하고, 불안감이 증폭돼 잠을 이루지 못하는 모습과 매우 흡사합니다.

불안해하는 이 사람의 심리적 바탕에는 어떤 생각이 놓여 있을까요?

먼저 이 사람이 호소하는 건강에 대한 염려를 들여다봅시다. '건강염려증'이란 사소한 신체적 불편함을 심각한 병이라고 여기며 질환을 지나치게 걱정하는 것을 말합니다. 이 환자는 건강에 대한 과도한 염려를 표출함으로써 아마도 자신을 향한 비난의 목소리에 대해 억울함을 표현하고, 자신을 향한 관심과 동정 그리고 정당성을 얻고 싶었는지 모릅니다. 이런 불안 심리의 깊숙한 곳에는 타인에 대한 '의존성'이 놓여 있는 것입니다.

의존성이 큰 사람들은 어린 시절 부모로부터 과도한 관심과 간섭을 받은 경우가 많습니다. 독립심과 자립심이 부족하게 성장한 경우이거나 반대로 부모의 적절한 도움을 받지 못해 방치된 상태로 성장해 주체성을 형성하지 못한 것이 주원인이 됩니다. 이런 까닭에 소심하고 겁이 많으며 매사에 조심스러운 성향을 보이게 됩니다. 대부분 실패와 상처에 대한 두려움이 크고, 갈등 상황을 마주하면 정면승부를 하기보다는 문제를 복잡하고 어렵게 생각해 결국 회피하는 경우가 많습니다.

위 사례의 주인공의 어린 시절은 어땠을까요?

그는 아들이 귀한 집안에서 3대 독자로 태어났습니다. 부모의 극진한 사랑을 받았지만 불행히도 양육 방식을 두고 부부간에 의견이 달라 다툼이 많았습니다. 아버지는 아들은 강하게 키워야 한다는 생각에 훈계가 많았고, 어머니는 애지중지하는 편이었습니다. 매일 다투는 부모님 사이에서 불안감은 증폭

됐고, 아버지에 대한 분노는 오랜 세월에 걸쳐 가슴에 적체됐습니다. 어른으로 성장한 후 첫사랑을 하게 됐는데, 여느 첫사랑이 그러하듯 그도 이별의 아픔을 겪었습니다. 그러나 이별 통보에 그가 받은 충격은 컸습니다. 급기야 자살을 시도하기도 했습니다. 다행히 살아 돌아왔지만 이때부터 죽음에 대한 공포를 안고 살게 됐습니다. 악순환은 더욱 심해졌습니다. 이후 그의 부모는 아들을 잃을까 노심초사하며 아들의 말에 '순종'하게 된 것입니다. 성인으로서 자립해야 할 20대에도 오히려 의존적인 성향은 강화되었습니다. 직장생활을 시작한 후에도 사람들과 적극적으로 관계를 맺지 못하고 소심하게 응했습니다.

불안과 의존은 악순환의 고리입니다. 부정적 상황을 스스로 해결할 능력이 없다고 생각할 때 불안을 넘어 무기력과 의존성이 자리하게 됩니다. 따라서 의존성이 강한 불안장애 환자는 낮은 자존감부터 치료해야 합니다. 그러나 급격하고 강하게 분리와 독립을 강요한다면 오히려 그 상황 역시 스스로 해결할 수 없는 상황이라 인식하고 회피하려는 성향을 보이기 쉽습니다. 따라서 서서히 독립할 수 있도록 도와야 합니다.

첫째, 세상은 스스로 강인해져야 존재할 수 있음을 알아야 합니다. 인간은 언젠가 부모의 둥지를 떠나서 살 수밖에 없습니다. 반대로 부모 역시 평생 자식을 끼고 살 수 없으며 성장하면 세상 밖에서 홀로 살아갈 수 있게 가르쳐야 합니다.

둘째, 대담해져야 합니다. 단순하면서도 강인한 마인드가 필요합니다. '그래 나는 할 수 있어' 또는 '이 또한 지나가리라'와 같은 마음가짐이 중요합니다. 사소한 문제에 집착하지 말고 과도한 걱정과 염려를 떨쳐내야 합니다.

셋째, 활동량을 늘려야 합니다. 생각이 많아 정신은 피로한데 행동으로 옮기지 않으면 더욱 움직이기 어려워집니다. 몸과 마음이 균형이 필요한 것입니다. 가벼운 운동을 하면서 사람들과 자주 접촉해야 합니다. 신체적으로 근육량이 늘어야 무기력에서 벗어날 수 있습니다.

넷째, 수면의 질을 높여야 합니다. 잠자리에 들 때 낮에 일어난 일은 모두 내려놓고 오로지 잠에만 집중해야 합니다. 내일 일어날 일도 미리 걱정하지 말고 '내일 일은 내일 생각해도 늦지 않다'고 여겨야 합니다.

"불안의 강을 건널 때까지 내가 당신의 버팀목이 되어주겠습니다."

그의 이야기를 듣고 의사로서 제가 취할 수 있는 태도는 여기까지입니다.

결국은 스스로 건너야 합니다. 다행히 그는 이 한마디에 안도했습니다. 그는 이런 나약한 감정을 부인과 친구들에게 털어놓을 용기가 없었다고 했습니다.

"인간은 누구나 태어나면 죽게 되어 있다. 죽음을 거역할 수 없다. 죽지만 영원히 살 수 있는 길, 그것은 순간을 영원처럼 사는 것이다."

사소하고 쓸데없고 부질없는 생각들에 얽매여 소중한 시간을 소비한다면 얼마나 아까운 삶일까요. 세상에 태어난 이상 두 다리는 지구 위에 힘껏 버티고, 눈은 멀리 바라보고, 가슴은 활짝 펼치고, 당당하고 힘차게 세상을 박차고 나아가야 합니다. 많은 시간이 걸리긴 했지만 그는 차차 마음속의 두려움과 분노를 벗어 던지고 단잠을 이룰 수 있게 됐습니다. 동시에 비로소 험난한 세상을 스스로 헤치며 살아갈 '용기'를 갖게 된 것입니다.

불안장애에서 벗어난 사람들

차OO (10대 초반, 여)

안녕하세요, OO 엄마입니다. 병원에서 '불안장애'라는 병명을 듣고 눈앞이 캄캄했습니다. 단순히 보약 지어 먹으려고 왔던 차에 갑작스럽게 듣게 된 결과였기에 더 힘들었습니다. 사실 얼마 전부터 아이가 교우관계로 힘든 학교생활을 하고 있던 것을 알게 되었기에 더욱 충격이었죠. 아이와 엄마인 저, 둘 다 몸과 마음이 많이 지쳐 있었습니다.

그렇게 노영범한의원에서 처방을 받아 약도 먹고 관리를 받기 시작했습니다. 마음을 편하게 하고, 밥 잘 먹고, 약도 잘 챙겨 먹었습니다. 보름이 지났고, 아이가 많이 좋아졌습니다. 선생님께서도 많이 좋아졌다고 하시네요. 발걸음이 가볍습니다. 치료를 계속하며 더 좋아질 거라 믿습니다. 감사합니다.

서OO (7세, 남)

아이가 23개월 때 동생이 태어나면서부터 불안 증상이 있었습니다. 신경정신과 심리상담센터에서는 분리불안이라고 했습니다. 상담과 놀이치료로 시간과 돈을 투자하며 치료를 해왔습니다. 하지만 별 진척이 없었습니다.

노영범한의원을 찾기 전에는 오히려 불안 증상이 심해져서 유치원 가기도 거부하고 엄마와 잠시도 떨어지려 하지 않았습니다. 그러다 노영범한의원에 오게 되었어요. 선생님의 확신에 찬 모습과 말씀에 믿음이 갔습니다. 사실 치료비가 조금 부담되긴 했지만 그동안 제가 아이의 불안 증상으로 여기저기 뿌린 돈을 생각하면 그리 큰돈은 아니었습니다.

3개월이 지난 지금 아이는 몰라보게 변했습니다. 태어나서 지금까지 7년 동안 혼자 밖에 나가기는커녕 엄마와 떨어지는 일조차 상상할 수 없었는데, 지금은 너무나 용감해졌습니다. 혼자 걸어서 학원도 다니고, 엘리베이터도 혼자 타고, 집에도 혼자 있을 수 있습니다. 덕분에 지금은 아이와 엄마 모두 너무나 윤택한 생활을 하고 있습니다. 정말 너무 감사합니다.

김OO (20대 후반, 여)

먼저 감사하다는 말씀 드리고 싶네요. 저는 결혼 후 시댁 문제로 스트레스를 많이 받고 있었습니다. 경제적으로도 문제가 생겼죠. 그러던 어느 날 갑자기 심장이 터질 듯 쿵쾅거리고 죽을 것 같은 공포심으로 몸이 저려오면서 몸을 주체하기가 힘든 증상이 나타났습니다. 처음 한두 번은 괜찮아지겠지 싶었는데 주기가 짧아지면서 무서운 생각이 들어 병원을 알아보았습니다.

신랑과 저, 둘 다 양약은 무서운 느낌이 있어 한방 쪽을 알아보던 중 노영범한의원을 알게 되었습니다. 상담 끝에 6개월 정도 약 먹으면 괜찮아질 거란 말씀에 마음이 편안해졌습니다. 처음 공포감을 느꼈을 때부터 구름 위에 떠 있는 듯한 기분을 느꼈었는데, 약을 먹은 지 일주일 즈음 지나니 그런 기분도 없어졌습니다. 무엇보다 제게 큰 힘이 된 건 상담이었습니다. 상담 받을 때마다 장님이 눈을 뜬 것 같은 기분, 속이 후련하고 정신이 맑아지는 느낌이었습니다.

중간에 증상이 한두 번 심하게 나타났지만 세 달째부터는 큰 증상 없이 잘 지내고 있습니다. 약을 먹고 상담 받은 지 5개월째, 신랑이 이전보다 더 좋아지고 편안해보인다고 아주 좋아합니다. 제 인생의 터닝포인트였나 봅니다. 항상 감사합니다.

7

"사람을 만나기 싫다"
은둔형 외톨이

"이런 병도 고칠 수 있습니까?"

어느 날 여성 한 분이 남편 문제로 상담을 요청했습니다. 남편은 가족 외에 사람과의 접촉이 거의 없고, 집 밖으로 나가는 것을 매우 꺼린다고 했습니다. 그는 인터넷을 하며 밤을 새우고, 낮에 늦게까지 자는 생활을 하고 있었습니다. 매사에 투정과 불만이 많았고, 잘 토라지는 성격을 가졌는데 그 정도가 어린애 같아서 비위를 맞추기가 너무 힘들다는 게 아내의 설명이었습니다. 친척들과 만남이 있을 때도 별 뜻 없는 말에 어김없이 삐지고, 분위기를 썰렁하게 만들었습니다. 자녀와 티격태격 싸우는 것 역시 지나칠 정도였습니다. 더 큰 문제는 본인 스스로 문제가 있다는 걸 인정하지 않는 점이었습니다.

그는 50대 초반의 나이에도 불구하고, 소년 같은 이미지가 남아 있었습니다. 체구는 왜소하고, 깡말랐습니다. 얼굴엔 신경질적 성향이 묻어났습니다. 그는 오랫동안 사법고시를 준비했다가 실패해 학원 강사로 생계를 이어갔습니다. 최근엔 그마저도 그만뒀습니다. 강의가 주로 밤에 있으니 매일 늦게까지 잠을 자지 않는 게 습관이 됐습니다. 혼자 지내는 시간이 많다 보니 밥 먹는 것도 귀찮아 살이 점점 빠졌다고 합니다.

"사람들은 나를 무시합니다. 정말 화가 나요."

비판이나 거절·지적에 민감한 것은 물론 열등감까지 가지고 있었습니다. 그러다 보니 자신을 거절하지 않을 것이라는 확신이 있는 사람과만 관계를 맺었습니다. 자연히 적절한 대인관계 형성의 기회를 놓치게 됐고, 은둔적인 생활이 자연스러워졌습니다. 전형적인 회피성 인격장애입니다. 사법고시에 실패한 좌절감이 지나친 경계심으로 악화한 것이 주요인이었습니다.

이런 회피성 인격장애를 고대의학서인 〈상한론〉은 어떻게 기록했을까요?

"낮과 밤이 뒤바뀐 생활로 인해 사람을 만나지 않고 집에 머무는 생활을 오랫동안 한 후, 계속해서 피로하고, 마음은 허전하며, 몸은 파리하게 말라간다. 아이처럼 투정을 부리고, 음식을 먹지도 못하는 사람에게는 죽엽석고탕으로 치유한다."

[辨陰陽易差後勞復病 397條. 傷寒解後, 虛羸少氣, 逆欲吐, 竹葉石膏湯主之.]

원문 중에 의미 있는 한자를 풀이해 봅시다. 먼저 '음양역(陰陽易)'의 '음(陰)'은 밤을 의미합니다. 〈상한론〉이 저술된 1,800년 전 후한시대는 복잡한 음양철학 사상이 성행하기 전입니다. 당시의 음양은 지금보다 소박한 의미로 사용됐는데 '음(陰)'은 하루 중 가장 추운 밤을 뜻합니다. 반대로 '양(陽)'은 하루 중 가장 따뜻한 낮을 말합니다. '역(易)'은 그릇에 담긴 물을 다른 그릇에 옮겨 담는 모습이 변형된 글꼴로 '바꾸다'라는 의미가 파생된 것입니다. 마지막으로 '소기(少氣)'는 어린아이의 기운을 말합니다.

낮과 밤이 뒤바뀐 생활이 몸과 마음에 어떤 영향을 주는지 살펴봅시다. 낮과 밤이 바뀌었다는 것은 곧 질서가 뒤바뀐 것입니다. 인류는 해가 뜨면 일어나 밖으로 나가 일을 했고, 해가 지면 수면을 취하는 생활을 지속해왔습니다. 반대로 생활한다는 건 대대손손 전해져온 인간의 생체시계를 고스란히 역행하는 것입니다. 생체 리듬이 깨지면 정상적인 신체 활동뿐 아니라 정신적인 활동도 이뤄질 수 없습니다. 일설에 의하면 늦은 밤 1시간의 업무는 낮 4시간 업무의 피로와 견준다고 합니다.

이처럼 은둔하는 삶을 사는 사람의 내면에는 어떤 감정이 있을까요?

가장 먼저 거절에 대한 두려움이 있고, 그 아래에는 타인에 대한 불신이 놓여 있습니다. 두려움과 불신은 자발적인 고립의 동기를 부여합니다. 은둔형 외톨이는 삶에 대한 의욕이 없고, 인생을 허무하게 느끼는 경우가 많습니다. 겉보기엔 초연하게 보이나 걱정과 근심, 불안이 많아 타인을 신뢰하지 못하는 것입니다. 불안정한 인간관계는 관계를 유지하게 하는 외적인 조건이 사라지면 더욱 쉽게 와해되고 맙니다. 인간은 사회적 욕구를 가지고 있어 소통하며 공감하는 생활을 원하지만 은둔형 외톨이는 사회적 욕구가 점점 사라지면서 이 공감하는 마음조차 사라지게 됩니다.

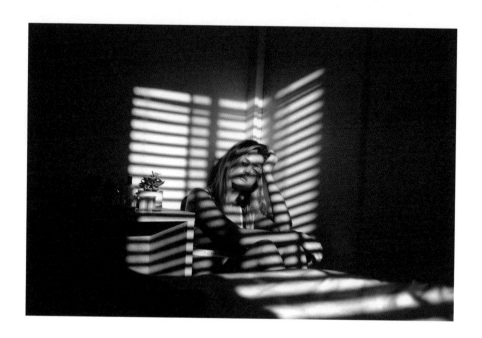

다시 사연의 주인공 이야기로 돌아가 봅시다.

그는 어쩌다 사람들을 회피하며 살게 됐을까요? 그는 어린 시절 천재로 불렸습니다. 최상위권의 학교 성적을 유지하며 주변의 부러움과 기대를 한 몸에 받았습니다. 가정과 학교에서 특별한 존재로 인식되면서 평범한 친구들과 쉽게 어울리지 못했습니다. 그러는 사이 점차 우월감에 젖어 들었습니다. 그에게는 희한한 습관이 있었습니다. 낮에 졸고, 밤에 올빼미처럼 공부하는 버릇이었습니다. '졸면서도 1등을 하는 천재'라는 소리를 듣는 걸 은근히 즐겼기 때문입니다. 그는 한국 최고의 법대에 진학했고, 사람들은 그의 사법고시 합격이 당연하다고 여겼습니다. 본인 역시 의심하지 않았습니다. 그러나 몇 번의 낙방을 경험하게 되자 인생에서 처음 겪는 낙오자의 신세를 견디지 못했습니다.

이 같은 은둔형의 회피성 인격장애는 어떻게 회복될 수 있을까요?

당연하지만 사람들과 소통하고 공감하는 능력을 길러야 합니다. 인간은 사회적 동물입니다. 그런데 이런 사회적 가치가 충족되지 않으면 정신적으로 공허해지고 몸에도 문제가 생깁니다.

가장 먼저 낮과 밤의 일상적인 생활 패턴을 회복해야 합니다. 자신의 수면 습관이 질병의 원인이 될 수 있다는 것을 반드시 기억하고, 자정 전에 잠자리에 들고 아침에 기상하는 훈련이 필요합니다. 당장의 변화가 어렵다면 취침 시간을 30분씩 앞당겨 자는 습관을 통해 회복할 수 있습니다.

둘째, 낮 시간에는 무조건 바깥으로 나가서 사람들을 만나고 어울려야 합니다. 사람들과 부대끼며 인간의 정취를 느껴야 합니다. 다른 사람들을 나에게 비추어보면서 자신의 정체성을 찾아가는 '거울효과'입니다. 다양한 사람을 접해야만 자신을 되돌아보는 계기가 주어지고, 이를 통해 정신적인 성숙을 맛볼 수 있습니다.

셋째, 주어진 현실에 위축되지 말아야 합니다. 어차피 세상은 도망가서 숨을 곳이 없기에 숨을 필요가 없음을 인지하고, 당당히 자신을 드러내야 합니다. 은둔하며 고립을 자초하지 말고 보이지 않는 창살로부터 과감히 박차고 나와야 합니다. 제가 환자에게 내린 치료법 역시 억지로라도 생활리듬부터 되찾으라는 것이었고, 다행히 그는 얼마 후 정상적인 생활이 가능할 정도로 회복됐습니다.

비단 이 환자만의 문제가 아닙니다. 그의 행동 양식은 일본에서 한때 사회적 문제로 떠올랐던 '히키코모리'와 매우 흡사합니다. 히키코모리는 상처를 받거나 스트레스를 받았을 때 현실에서 도피하기 위해 방에서 나오지 않는 인간형을 말합니다. 우리말로 '은둔형 외톨이'라고 할 수 있습니다. 혼술·혼밥 문화에서 보듯 최근 한국에서도 타인과의 관계에서 오는 피로를 피하기 위해 자발적으로 '홀로' 지내기를 택하는 사람들이 늘고 있습니다. 은둔형 외톨이가 조만간 사회 문제로 대두될 가능성이 작지 않습니다. 누구나 그렇게 될 수 있습니다. 우선 자신의 생활리듬부터 점검해봅시다.

8

"지하철에서 옷 벗고 소리 질렀다, 무조건 정신병일까?"

조현병

환청과 망상을 겪게 되는 조현병은 특정한 사람에게만 오는 병이 아닙니다. 의외로 이 병은 스트레스에 취약한 현대인 누구라도 걸릴 가능성이 있습니다. 예전에는 정신분열병이라 하여 유전자나 가족력을 병인으로 보고 자신과는 무관한 질병이라 여겼지만, 이제는 주변에서 흔히 볼 수 있는 정신질환의 일종이 됐습니다. 정신적 압박에 시달리는 현대인의 현실 탈출 욕망이 과하게 실행된 결과라고 할까요?

예를 들어봅시다. 과중한 업무에 시달려 직장에서 벗어나고 싶은 충동을 느끼는 사람, 억울한 일을 당해 복수를 꿈꾸나 현실에서는 실행능력이 없어 무력감을 느끼는 사람, 열등감을 전지전능한 신이 되는 망상으로 해소하려는 사람, 사소한 문제로 인해 잠을 이루지 못하고 깨어 있는 동안 몽롱한 상태로 현실 적응력이 떨어지는 사람, 현실에서 불가능한 것에 대한 집착으로 늘 가상현실 안에서 살아가는 사람, 그리고 낮과 밤이 뒤바뀐 생활로 인해 현실과의 괴리감을 크게 느끼는 사람…. 이들 모두가 조현병의 대상이 될 수 있습니다. 망상의 세계로 탈출을 시도하는 사람이라면 조현병에 노출되기 쉬운 것입니다.

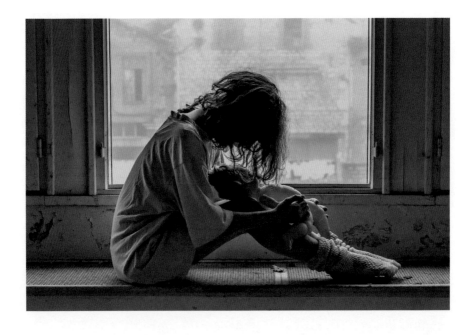

여기 정신질환에 대한 충격적인 보고서가 있습니다. 미국의 한 정신의학자의 양심 고백을 담은 책입니다. 저자는 앨런 프랜시스, 책 제목은『정신병을 만드는 사람들』입니다. 그는 책에서 정신질환을 진단하는 범위가 점점 넓어지고 있다고 지적하고 있습니다. 무슨 연유일까요?

정신질환을 진단하는 기준표 중에 DSM이라는 것이 있습니다. 저자는 DSM이 개발, 개정되는 과정을 지켜보았고 한때 작성팀에 참여하기도 했습니다. 그는 DSM은 정신의학 진단의 과학화를 이끄는 역할을 했지만 지나치게 포괄적으로 작용하여 정상성의 범주를 좁혀버린 부작용을 초래했다고 말합니다.

더욱이 문제는 진단과잉을 부추기는 DSM 개발에 시장 규모를 키워 수익을 내려는 제약회사가 관련돼 있다는 점입니다. 이는 정신질환을 수익성 높은 향정신성 의약품 판매를 위한 마케팅 기회로 삼아 사회 전체에 심각한 문제를 야기할 수 있습니다.

DSM표에 따르면 현대인 대다수가 정신질환 진단의 그물망에 걸려들 수 있습니다. 진단의 그물을 넓게 치는 것은 정상인조차 불필요한 약물을 투약 받고 평생을 정신적 불구자로 살아가게 하는 참담하고 비극적인 사태를 초래할 수 있습니다.

진료실에서 저는 개개인의 삶에 대한 배경지식 없이 진단 기준표 점수에 의해 조현병이라는 진단을 받고, 향정신성 약물에 의존해 피폐한 삶을 살아가는 환자를 많이 접했습니다. 이러한 현실은 정신과 치료에 있어 어둡고 큰 장막을 둘러놓은 듯한 답답함을 불러일으킵니다.

진료실을 찾은 정신질환 환자들에게서 개인 내력을 듣습니다. 히스토리를 통해 조현병이 어떻게 발병했는지 추적합니다. 병의 원인은 각자의 삶 속에 있기 때문입니다. 대개의 질병은 인체의 균형을 지키려는 항상성이 무너져 생깁니다. 정신질환도 마찬가지입니다. 통계 수치에 의존한 진단으로 인해 조현병 환자로 살아가거나, 잘못된 투약으로 인해 평생 고통 속에서 살아간다면 너무나 불행하지 않을까요?

고대자연의학서인 〈상한론〉의 처방은 질병 때문에 무너진 내부의 균형을 바로 세우도록 하고 있습니다. 조현병도 내부의 항상성을 회복시켜 깨진 몸과 마음을 바로 잡는 치료가 필요합니다.

놀랍게도 저는 〈상한론〉 처방을 통해 조현병 진단환자들이 점점 정상적인 생활을 되찾는 사례들을 접하게 되었습니다.

10년간 잘못된 진단에 의해 조현병 환자로 억울하게 살아온 여성이 있습니다. 대학시절 기독 동아리에서 신앙생활을 하던 그녀는 여름방학 수련회에서 1주일 동안 한숨도 자지 않고 기도만 했습니다. 평화주의자인 그녀는 수련회 진행자들이 싸우는 것을 목격하고 원만한 화해를 위해, 종교를 믿지 않는 친구를 위해 밤을 꼬박 새며 기도에 열중했습니다.

그러다 수련회를 마치고 집으로 돌아가는 지하철에서 아담과 이브가 살던 깨끗하고 맑은 시대로 가야 한다고 외치며 옷을 벗는 행위를 해 정신병원에 입원하게 됩니다. 그녀는 환청과 망상 증상으로 조현병 진단을 받고 10년간 양약을 복용했습니다.

결국 대학을 자퇴하고 이전의 생활을 되찾지 못했습니다. 그녀의 삶을 추적해보니 고등학교 시절 남자친구를 사귀며 성적 접촉을 한 적이 있었고, 임신에 대한 공포와 두려움으로 성경험에 대한 죄의식을 가지고 있었습니다. 교회 수련회 기간 동안에 숨겨져 있던 내면의 죄의식이 크게 드러났으며, 일주일간 잠을 자지 못하는 상태에서 그녀는 이상한 행동을 하게 된 것입니다.

누구나 잠이 부족해 의식이 몽롱해지면 판단력이 흐려져 이상행동을 할 수 있습니다. 그러나 그녀는 이러한 상황적 고려 없이 진단 체크리스트를 통한 통계 수치에 갇힌 진단에 의해 조현병 환자가 되었습니다. 현대 의료는 질병만 보고 수치에만 의존해 정작 치료의 대상인 '사람'은 보지 않는 오류를 범하고 있습니다.

위의 사례를 적용할 수 있는 조문을 고대자연의학서인 〈상한론〉에서 찾을 수 있습니다. 먼저 발병 원인으로 볼 수 있는 '밤에 잠을 자지 않고 정신적인 고민을 했다는 것'을 소음병(少陰病)이라 표현합니다.

즉 밤에(陰) 큰 움직임 없이(少) 피로한 상태(微)에서 사소한 생각으로(脈微細) 수면을 이루지 못한 행위(但欲寐)에 의한 불안과 두려운 생각(悸)을 질병의 원인으로 봅니다. 쉽게 표현하자면 잠 못 자고 불안과 두려움에 떨었던 것이 조현병의 원인이 되었던 것입니다.

[少陰病 脈微細 但欲寐, ... 或悸 ... 四逆散主治.]

이 환자는 '사역산'이란 처방을 약 6개월 동안 복용한 후에 정상적인 생활을 어느 정도 되찾아 지금은 사회적응 훈련으로 여성인력센터에서 컴퓨터를 배우고 있습니다. 양약도 점진적으로 줄이다가 현재는 중단하게 되었습니다.

조현병(調絃病)에서 조현(調絃)은 악기 줄을 조절한다는 의미를 담고 있습니다. 이름에 담긴 뜻을 새겨보면 조현병이란 사람이 조율이 맞지 않는 악기의 상태와 같아진 것을 말합니다. 조현병 치료에 탁월한 효과를 보이는 〈상한론〉, 이제는 인체의 상태를 '조율하는 의학'이라고 당당히 말할 수 있습니다.

조현병에서 벗어난 사람들

이○○ (10대 후반. 여)

딸이 학교생활에 적응하지 못하고 갑자기 실어증, 환청, 의식불명이 찾아와 급히 대학병원에 입원했습니다. 3주 입원 치료를 받았으나 증세가 호전되지 않아 퇴원하여 통원치료를 받던 중에 약 부작용이 와 걱정이 태산이었습니다. 딸은 몸을 수시로 떨고 잠도 못 잤습니다. 그러다 한의사인 동생이 노영범한의원을 추천해주었고, 지금은 기쁜 맘으로 약을 복용하고 있습니다.

원장님을 만나지 못했더라면 우리 딸은 지금도 병원을 돌아다니며 고생을 하고 있었겠지요. 무서운 정신분열에서 우리 딸을 건져주신 원장님께 감사 인사드립니다. 정말 감사합니다.

이○○ (20대 후반, 여)

저는 원래 내성적인 성격이었습니다. 직장에 다니면서 스트레스를 받으며 심한 우울증과 함께 환청이 들려왔습니다. 사람들이 귓가에서 이야기하는 소리! 급기야 환각 증상까지 오게 되었습니다. TV에서나 있을 법한 상황들이 제게 닥치니 너무나 무섭고 두려웠습니다.

　저는 양약과 한약을 함께 복용했습니다. 그런데 노영범한의원의 한약을 복용한 지 약 2개월 정도가 지난 뒤부터 환청이 사라지게 되었고, 4개월째에는 미세한 감정 기복 빼고는 모든 게 정상으로 되돌아 왔습니다.

　건강을 한순간에 잃을 뻔하고 보니 제일 중요한 건 건강이라는 진리를 깨달았습니다. 건강한 생각과 마음 그리고 몸을 유지하며 사는 일, 그것이 가장 행복한 길입니다. 노영범한의원을 찾으시는 모든 분들이 행복하시고 건강하시길 기원합니다. 감사합니다.

이○○ (20대 중반, 여)

　다니던 회사에서 안 좋은 일을 겪은 후에 사소한 일 하나에도 예민해졌습니다. TV를 볼 때나 책을 읽을 때도 그때 생각이 자꾸만 떠올라 아무것도 할 수 없었습니다. 처음 원장님을 뵙던 그날도 괴롭히던 상사의 말투가 떠올라 상담도 못하고 원장님 얼굴만 뚫어져라 쳐다보았습니다. 원장님은 그 상사와 같은 지방의 사투리를 쓰셨을 뿐인데 말입니다.

　한의원에 오기 전에는 죽고 싶다는 생각도 많이 했습니다. 친한 친구들과도 연락을 다 끊었었죠. 밖에 나가면 모든 사람들이 저를 비웃으면서 수군대는 것 같았고, 24시간 내내 감시를 당하는 기분이 들었습니다.

　가족들과 함께 여행을 가도 혼자 좌불안석이었고, 잠을 자다가도 무슨 소리가 조금이라도 들리면 벌떡 일어나 온 집안 구석구석을 뒤지며 가족들이 잘 자고 있는지 확인했습니다. 시간이 어떻게 흘러가는지도 모르고 오늘이 며칠인지도 제대로 인지하지 못했습니다. 온갖 망상에 시달리며 깊은 수렁으로 빠지는 것 같았습니다.

그러던 중 노영범한의원에 오게 되었고, 4개월 만에 증상이 많이 호전되었습니다. 6개월이 지난 지금은 전과 다르게 건강하게 생활하고 있습니다.

9

"오늘 문단속 확인 몇 번 했나요?"

강박증

우리는 살면서 종종 강박적 성격을 경험합니다. 문단속은 잘했는지, 가스 밸브는 잠갔는지, 답안지에 답을 잘 옮겨 적었는지, 더 나아가 물건이 원하는 모양으로 놓여 있는지 등등. 이런 정도는 일상생활에 장애를 주거나 괴로움을 가할 만큼 심각한 것은 아닙니다. 그러나 자신이 원치 않는 생각이나 행동을 반복함으로써 괴로움을 겪어, 그러한 행동을 피하려 할수록 불쾌감과 불안감이 증폭되는 것은 강박증으로 볼 수 있습니다.

예를 들면 문단속이 잘됐는지 의심이 되어 몇 차례고 계속 확인하는 경우, 어딘가에 접촉하거나 볼일을 볼 때마다 수십 번 손을 씻는 경우, 완벽한 이해를 위해 같은 문장을 반복해서 읽거나 접속사 하나까지 놓치지 않으려 집중하는 행위가 과도해 독서를 방해하는 경우, 머리 손질에만 1시간 이상 걸릴 정도로 완벽을 추구해 외출 시마다 불편을 초래하는 경우, 살인·폭행·절도·방화·변태적 성행위 상상 등 혐오스러운 생각이 충동적으로 계속 떠올라 고통스러운데도 그러한 생각이나 행동에서 벗어날 수 없는 경우가 그것입니다.

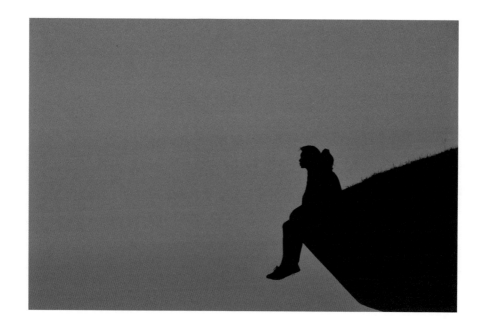

강박증은 불안에서 비롯됩니다. 문단속에 관련된 강박은 안전에 대한 불안, 손 씻기에 관련된 강박은 오염에 대한 불안에서 시작합니다. 누구나 느낄 수 있는 조그만 불안에 대한 반응이 어떤 사람에게는 자신을 괴롭히는 강박적 사고와 행동으로 고착됩니다.

고통을 느끼면서 강박적 행태를 보이는 이유는 무엇일까요?

대개 강박증을 가진 사람은 완벽주의 성향이 강합니다. 평소 열등감에 젖어 있고 패배의식에 사로잡혀 크게 성취감을 느끼지 못합니다. 때문에 누구나 쉽게 이룰 수 있는 사소한 일에서 만족과 성취감을 느끼려고 끊임없이 반복하여 확인행동을 합니다. 본인이 괴롭다고 느낄 정도에 달하여 중독성을 띨 때까지 말이죠.

고대자연의학서 〈상한론〉에는 강박증을 어떻게 표현했는지 살펴봅시다.

먼저 의심이 많아 반복적으로 확인하려는 심리상태가 질병의 원인이 되는 것을 양명병(陽明病)이라 했습니다. 여기서 밝을 '명(明)'은 어떤 일을 대할 때 분명하게 밝히려는 행위를 지칭하는 글자입니다. 반복적 사고와 행위가 질병의 원인이 되는 것을 고대인들은 밝을 '명(明)'으로 표현했습니다.

다음으로 만족감과 성취감을 취하기 위해 중독된 심리상태를 '위가실시야(胃家實是也)'라 합니다. 여기서 열매 '실(實)'은 부족한 마음을 가득 채우려는 행위를 뜻하고, 옳을 '시(是)'는 옳게 일이 되었는지 반복적으로 확인하려는 행태를 가리킵니다. '난이전측(難以轉則)'은 사고 전환이 어려운 것을 말하는데 강박증의 고집불통 사고방식을 절묘하게 나타냅니다.

혹자는 〈상한론〉에 등장하는 한자에 대해 자의적 해석과 논리적 비약을 거쳐 설명하는 것이 아닌가 의문을 제기할지 모릅니다. 그러나 이는 고대인들이 질병을 앓는 환자의 행동과 병의 경과를 관찰해 갑골문으로 기록한 내용을 고문자적으로 해석해 이해한 것으로 신뢰를 가져도 됩니다.

예후관찰을 통한 〈상한론〉 처방으로 실제 제가 치료하는 환자들에게서 높은 호전도를 이끌어낸 것을 보면, 신경정신과 분야에서 〈상한론〉의 해석과 적용은 놀라운 발견이라는 생각이 듭니다.

강박증에 시달리다 저를 찾아온 한 환자의 사례를 살펴봅시다. 문단속 여러 번 하기, 정리정돈에 집착하기, 손을 수십 번 씻는 습관, 종이를 대칭으로 각을 세워 정렬하는 버릇 등 환자는 어린 시절부터 강박 성향이 강했습니다. 그는 20대 중반에 갑자기 고관절 부위가 아파 서울 모 병원에서 진단을 받았습니다. 고관절염이라는 그리 심각하지 않은 진단을 받았지만 그는 좌우의 다리길이가 차이가 난다는 생각에 빠져들게 됩니다.

그 후에 똑바로 걸으려고 균형 잡기에 신경을 썼지만 다른 사람들이 보기엔 발모서리를 세운 채 절뚝거리며 걷는 듯 했습니다. 환자 본인은 그렇게 걸어야 좌우 대칭이 된다고 생각했고 약 10년에 걸쳐 척추치료, 고관절치료, 정신과치료, 상담치료를 했지만 실제 교정에는 아무 소용이 없었습니다.

그는 무언가 잘못된 것을 인식했으나 사고의 전환이 제대로 이루어지지 않았습니다. 똑바로 걸어야 한다는 생각이 그를 압박할수록 두 다리는 엇박자로 움직였습니다. 기질적인 장애는 아니지만 장애인과 같은 불편함을 겪었습니다. 이는 정신적 장애가 신체까지 영향을 미친 결과입니다.

초진 시에도 고지식하고 자기주장이 강하여 커피 관장만이 자기 병을 고칠 수가 있다고 강하게 고집을 피우며 진료실에서 난동을 부렸습니다. 결국 한약과 커피 관장을 동시에 병행하자고 설득해 치료에 들어가게 되었습니다.

저는 강박증으로 인해 반복된 행위를 그만두지 못하고 괴로워하는 환자의 사고전환이 어려운 상태를 확인한 후 양명병으로 진단하고 난이전측 조문이 있는 백호탕을 처방했습니다.

그는 복용 2주 만에 커피 관장에 대한 고집을 버렸고, 30일 후에는 두 다리로 정상적인 보행을 했습니다. 실로 놀라운 경험이었습니다. 그 후 지속적인 복용으로 강박증으로 인한 일상생활 관련 장애가 없어졌습니다. 강박성향은 여전히 잔존해 그로 인한 망상 증상을 보였으나 강박증 증상은 거의 사라졌습니다.

이외에도 저는 무수하게 많은 강박증 사례를 접했습니다. 실제 동성애 성향이 아닌데 동성애 영상을 보며 반복적으로 자위행위를 하는 청년, 저자의 의도를 완벽하게 이해하기 위해 글자 하나하나를 분석하며 책을 읽는 남자, 자살하는 장면을 목격한 이후로 본인이 자살할 것 같은 생각에 20년 동안 고통 속에 사는 여성, 문단속을 할 때마다 매일 핸드폰 사진을 찍어야 안심하고 외출이 가능한 중년 신사 등등 다양한 사례들이 있습니다. 특히 요즘은 스스로 목표를 세우고 성취하는 삶보다 부모의 통제 하에 살아온 사람이 강박증을 겪는 경우가 많습니다.

강박증은 스스로 증상의 악화를 초래하므로 당사자를 포함한 주변까지 고통스럽게 만듭니다. 쓸데없는 데 연연해 자신을 망치는 병일 수 있습니다. 안타깝게도 환자 본인은 강박 행동이나 사고를 쉽게 떨칠 수 없어 치료가 어려운 병입니다. 그러나 〈상한론〉 한약 처방은 강박증에 젖어 있는 몸과 마음을 서서히 변화시킵니다. 강박증으로 깨어진 인체 시스템이 정상화되면 어느새 달라진 자신을 만날 수 있습니다.

강박증에서 벗어난 사람들

김○○ (20대 후반, 남)

　　오랫동안 스트레스에 억눌려왔습니다. 도저히 감당할 수 없을 만큼 머리에 생각이 가득 찬 느낌에 정신과를 찾았고, 강박증 진단을 받았습니다. 치료기간은 잘하면 1~2년 정도 걸린다고 했습니다. 터질 것 같은 괴로움에 치료를 시작했습니다. 해가 갈수록 몸은 무기력해지고 병이 심해졌습니다. '약은 계속 먹는데… 언제 나을 수 있을까?'라는 생각과 불안 때문에 입맛은 더 없어졌고 살이 계속 빠졌습니다.

　　그러다 아내가 몸보신이라도 해야겠다며 한약을 먹자고 해서 한의원을 찾던 중에 노영범한의원을 알게 되었습니다. 생각지도 못하게 정신질환까지 치유했다는 후기를 보고 노영범한의원에 왔습니다. 원장님과 상담하니 3개월이면 충분히 좋아질 수 있다고 말씀하셨습니다. 1년 넘게 양약을 먹으면서 안 해본 치료가 없는데 3개월이라니. 반신반의였지만 지푸라기라도 잡는 심정으로 한의원에서 지어준 약을 빼먹지 않고 열심히 먹었습니다.

　　1개월 반 정도가 흐른 뒤, 정말 확실히 좋아졌습니다. 예전에는 하루에 3,000번 이상 생각을 했다면 50번 정도로 줄어든 느낌이었습니다. 지금은 2개월 반 정도 약을 먹고 있습니다. 지금은 하루에 1~2번 깊은 생각을 하지만 금방 생각의 순환에서 빠져나옵니다. 입맛도 좋아져서 살도 붙었고 체력이 생겼습니다.

1년 넘게 정신과 병원에 쏟은 시간과 돈을 생각하면 왜 진작 노영범한의원을 알아보지 않았을까 생각을 합니다. 지금은 너무 좋아져서 완치되리라는 희망을 갖고 있습니다. 감사합니다.

10

"마음이 공허하면 비만 된다"

식이장애

노출의 계절이라는 여름이 다 끝나도, 다이어트에 대한 관심은 항상 뜨겁습니다. 그동안 다이어트 상품의 주된 소비층이 미용에 관심이 많은 젊은 세대로 여겨졌지만, 요즘에는 그 연령층이 점점 높아지고 있습니다. 성인병의 가장 큰 원인이 비만으로 밝혀지면서 더욱 그렇습니다.

비만, 특히 복부비만은 고혈압 · 당뇨병 · 고지혈증 · 심뇌혈관 질환을 유발합니다. 이들 질병은 대사증후군으로 묶이는데, 생활습관에 따른 질병이어서 생활습관병으로 불립니다. 이제는 단순히 미용 목적이 아닌 건강의 문제로 비만을 치료해야 한다는 인식이 자리 잡고 있습니다.

한의치료(韓醫治療)에서도 그동안 많은 다이어트 프로그램을 제시해왔습니다. 주로 다이어트 침구치료(鍼灸治療)와 함께 다이어트 한약을 처방하는데, 다이어트 한약은 마황제(麻黃劑)로 기초대사량을 높여 적은 활동량으로도 칼로리 소모를 높여주는 것을 기본 원리로 합니다. 더불어 사하제(瀉下劑)를 통해 배설이 잘 되도록 돕고, 부종을 빼줍니다.

하지만 고대 임상의학 서적인 〈상한론〉에서는 보다 근본적인 비만의 원인을 제시하며 치료의 관점을 달리합니다. 바로 위중공허(胃中空虛)입니다. 이는 부족하다고 느끼는 마음, 즉 공허함이 위장에 '허기짐'으로 작용하는 것을 의미합니다. '허기짐'은 단순히 신체적 욕구만이 아니라 일종의 정서적 허기짐입니다.

우울과 불안, 폭식 증상으로 찾아온 환자 한 분이 있었습니다. 20대 초반의 그녀는 사업 실패 때문에 불거지는 부모님의 갈등을 보며 유년 시절을 보냈고, 끊임없는 공포와 불안에 노출되었습니다. 원래는 영화배우가 꿈이었으나 가난한 집안 형편 때문에 포기하고 바로 취직을 했는데, 동생은 연극영화과에 진학했다고 합니다.

초등학교 6학년 때부터 고등학교 3학년 때까지 지속적으로 따돌림을 당해, 청소년기에도 증상이 좋지 않았습니다. 성인이 되고 난 후에는 더욱 악화되어 우울증 진단을 받고 정신과를 다녔다고 합니다. 그러나 아르바이트 생활과 가

난으로부터 시작된 열등감은 그녀를 우울과 불안으로 몰아갔습니다. 심리적인 공허함은 폭식을 불러왔고, 체중은 20㎏ 정도 증가했습니다.

열등감으로 항상 움츠러들어 있고, 불안감으로 강박적 사고를 하고, 공허함을 폭식으로 채우려고 하는 점을 보아 저는 양명병으로 진단했습니다. 숨이 막히고 답답해하면서 속마음을 이야기하기 못했던 그녀는 치자시탕을 6개월 이상 복용한 후 호전되었습니다.

허기짐이란 항상 부족하다는 일종의 결핍이며 갈망입니다. 결핍된 것을 갈망하나 계속 채워지지 않으면 되찾을 수 없을 것 같은 불안을 느끼게 됩니다. 결국 불안을 이기지 못해 늘 무언가로 자기 위장(胃腸)을 채우며 스스로 위로하는 경향을 보이게 됩니다.

이렇게 위장을 자꾸 채우려고 하는 형태를 〈상한론〉에서는 '양명병(陽明病)의 위가실(胃家實)'로 정의합니다. 허기짐으로 인해 계속해서 속을 채우려하는 위가실 관성으로 오랜 시간 꾸준히 체중이 증가하여 결국 비만이 되는 것입니다.

따라서 다이어트를 통해 일시적으로 살을 빼는 데 성공하더라도 이 허기짐을 해결하지 못하면 다시 체중이 증가해버리는 '요요현상'을 겪게 되는 것입니다. 그러므로 결핍되고 부족하다고 느끼는 허기진 마음을 먼저 치료해야 합니다.

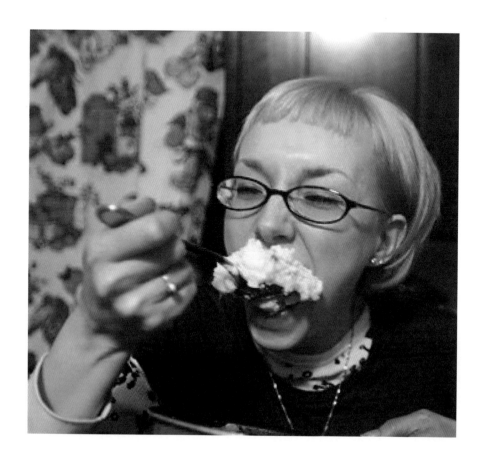

〈상한론〉에서는 비만을 식(食)과 위(胃)의 문제로 찾습니다. 식(食)과 위(胃)가 포함된 조문은 각각 12개와 17개입니다.(제강에 胃를 기본으로 포함한 양명병(陽明病) 조문까지 고려하면 23개의 조문이 더 있습니다.) 같은 비만의 문제이지만 각기 다른 마음의 문제와 몸에 나타나는 증상을 구별해 진단해야 합니다.

그 중 위(胃)의 공허함을 잘 나타내고 있는 조문은 다음과 같이 설명합니다.

"마음이 불안하고 안절부절못하며 뱃속이 텅 빈 듯 한 공허감에 싸여서 음식으로 채워야만 편해지는 사람에게는 '치자시탕'으로 다스려야 한다."

[陽明病, … 身重, 若發汗則躁, 心憒憒反譫語, … 若下之, 則胃中空虛, 客氣動膈心中懊憹, 舌上胎者, 梔子豉湯主之.]

치자시탕은 치자와 향시가 주가 된 처방입니다. 치자는 불안한 마음을 진정시키고, 향시는 콩과 여러 약재를 혼합하여 발효시킨 것으로 소위 특수 조제된 메주와 같아서 포만감을 주어 공복감을 해소시킵니다. 따라서 결핍으로 인해 느끼는 불안과 허기짐의 마음을 안정시켜서 폭식하는 행위를 막고 식욕을 정상화시켜줍니다. 혹시 불안하고 허기짐을 못 참아 음식을 손에서 놓는 게 힘들진 않은가요? 끊임없이 다이어트를 하지만 허기짐으로 인해 계속 실패하고 있지는 않은가요?

그렇다면 이제 허기짐을 만드는 결핍에 관한 '정신적 문제'를 먼저 치료해봅시다. 식품을 통해 느끼는 포만감은 일시적입니다. 하지만 생약복합처방인 한약을 통해 몸을 다스린다면 근본적 허기짐을 해결하고 인체의 기능을 정상화시킬 수 있습니다.

〈상한론〉은 '사람(者)'을 보아야 근원적인 치료가 된다고 말하고 있습니다. 사람을 보아야 한다는 것은 결국 사람의 마음과 정신을 다스려야 한다는 것입니다. 비만 역시 정신적 문제에서 출발하고, 이러한 정서적 원인을 해결해야만 완전한 치료에 도달할 것입니다.

*이 글은 〈중앙일보〉 노영범의 건강칼럼 '더 오래' '노영범의 소울루션'에서 발췌 게재한 것임.

Q. '소울루션'이 누구에게 가장 필요하다고 생각하는가요?

가장 우선은 현재 정신질환을 앓고 있는 분들입니다. 전체 통계를 보면 정신질환자들의 약 90%가 양의학 쪽으로 갑니다. 한의학 쪽으로 오는 분들은 약 10%밖에 되지 않습니다. 현재 치료를 받고 있지만 호전되지 않고 고통받는 분들입니다.

다음은 잠재적 예비 환자들입니다. 자신의 정신질환 병력이 사회적 편견이나 불이익을 줄 수 있을 것을 염려하여, 현재 정신건강의학과에 다니지 않고 최근 정신질환 진단을 받은 적도 없지만 홀로 괴로워하는 분들이 주변에 많습니다. 20대, 30대, 주부들, 퇴직한 분들…. 늘 불안하고 불면에 시달리며 고통받는 분들에게 '소울루션'은 한 가지 출구가 될 수 있습니다. 또한 이 책에 나오는 환자분들의 치유 사례를 읽는 것만으로도 위로받을 수 있는 부분도 분명히 있을 것입니다.

다음으로 의료진들에게도 새로운 화두가 될 수 있습니다. 양의학이든 한의학이든 현재의 정신질환 치료의 문제점을 이슈화하려는 것입니다. '소울루션'으로 새로운 패러다임을 완성까지 갈 수는 없다 해도 중요한 첫걸음은 될 수 있다는 사실이지요.

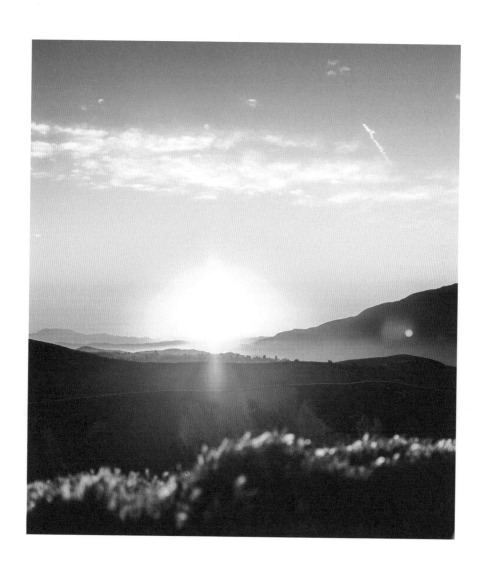

정신질환의 치료율을 높이고,
치료영역을 확장하기 위해

출근길 횡단보도에서 파란 불이 깜빡거립니다. 철가루가 자석에 빨려 들어가듯이 횡단보도 쪽으로 뛰어갑니다. 사실 그렇게까지 서두를 이유는 없습니다. 보통 출근시간보다 30분 정도 일찍 도착하는 편이라 시간은 충분합니다. 헉헉 숨이 차오릅니다.

저는 왜 이렇게 뛰었을까요?

옆 사람이 바쁘게 뛰어갔기 때문에 덩달아 뛰었습니다. 정신없이 흘러가는 시대의 조류 속에서 개성을 상실하고 안전한 정어리 떼의 무리에 합류하지 못한다면, 어디선가 거대한 백상아리가 나타나 저를 이 시대가 그토록 무서워하는 '할 일 없이 한가한, 잉여인간'으로 낙인찍고 한 입에 덥석 삼켜버릴 것만 같습니다.

'나는 누구인가? 한의사, 한방신경정신과 전문의⋯.'

한의학을 전공하고 인턴, 레지던트 과정을 거치며 다양한 치료법을 수련하고, 전문의자격시험에 합격하여 보건복지부 장관이 수여하는 자격증도 받았으니 절차상으로 문제가 될 것은 없습니다.

그렇다면 이제는 소위 인간의 정신 건강에 대한 전문가가 되어 있어야 할 터인데 어찌된 것인지 저는 지금 '정신과 한의사도 정신 빙 도는 세상' 속을 살아가고 있습니다. 그래도 다른 사람들보다는 인간의 정신건강증진에 시간을 쏟아온 사람이 이럴진데, 그 시간을 다른 분야에 쏟은 사람들은 오죽할까 하는 생각이 들었습니다. 저는 저와 같은 평범한 사람들, 상처 받고 용기 잃은 사람들에게 작은 위로가 되고 싶은 마음에 글을 쓰게 되었습니다.

제가 책 작업에 참여하게 된 이유가 하나 더 있습니다. 저는 정신과 한의사의 길을 걷게 된 후 10년 동안 매일 '정신질환의 치료율을 높이고, 치료영역을 확장할 수 있게 해주세요!'라는 기도를 해왔습니다. 문제는 기도만 해왔다는 사실입니다.

그 후로 우연한 기회에 노영범한의원에서 근무하게 되었습니다. 자연스럽게 〈상한론〉의 대가인 노영범 원장님께 정신질환 치유의 정수를 배울 수 있었습니다. 〈상한론〉은 한의사라면 누구나 마스터하고 싶어 하는 한의학의 뿌리입니다. 하지만 어려운 내용 때문에 쉽게 접근할 수 없었습니다. 저도 다방면으로 공부해보았으나 만족할 만한 결과를 얻지 못했습니다. 하지만 제가 기도만 하고 있던 10년 동안 저도 모르는 사이, 많은 일들이 벌어지고 있었습니다.

　　〈상한론〉이 어려운 이유는 저술 당시의 고문자를 제대로 해석하지 못해서입니다. 그런데 노영범 원장님과 고문자학자이신 김경일 교수님께서 손을 잡고 3년의 노력 끝에 『상한론-고문자적 번역과 해석』 작업을 마치셨습니다.

　　그 후 노영범 원장님께서 4년 만에 고문자적 해석을 바탕으로 〈상한론〉 조문 하나 하나에 정신질환 환자의 실제 치유사례를 기록한 『임상상한론-상한론의 정신질환 및 난치성 질환 적용과 실제』를 저술했습니다. 한방 정신과 분야에 한 획을 긋는 책이 탄생한 역사적인 순간이었습니다. 저는 2020년 1월, 마침 바로 그때 한의원에 있었다는 이유로 갓 태어난 따끈따끈한 『임상상한론』을 처음으로 받아보게 되었습니다.

　　헬라어에 '카리스'라는 단어가 있습니다. '은혜'라는 말로 '받을 자격이 없는 사람에게 값없이 주어지는 선물'이란 뜻입니다. 저는 『임상상한론』이 나오는 과정에 어떤 노력도 보탠 것이 없지만 순전히 선물로 그 책을 받게 되었습니다.

『임상상한론』을 공부하게 되면서 지난 10년 동안 독학한 것보다 치료율을 훨씬 더 높일 수 있었고, 치료 영역을 넓힐 수 있었습니다.

저는 '소울루션'으로 저 자신과 어머니를 치료했습니다. 그래서 저는 빚이 있다고 생각합니다. 한방 정신과에 빚이 있고, 환자들에게 빚이 있습니다.

저의 역할은 '소울루션'을 많은 분들에게 쉽게 소개하는 것이라고 생각했고, 이 책에서 『임상상한론』에 나오는 다소 어려운 내용을 쉬운 언어로 바꾸어 전달하는 데 초점을 맞추었습니다. 정신질환 치유의 새로운 길을 제시하는 『소울루션(SOULution)』이 환자분들에게 새로운 삶을 되찾아주는 좋은 선물이 될 것을 확신합니다.

한방 신경정신과전문의

김지영 원장

참고문헌

1. 『카를 융 영혼의 치유자』, 클레어 던, 知와사랑, 2013.

2. 『과학혁명의 구조』, 토마스 S. 쿤, 까치, 2013.

3. 『정신의학의 역사』, 에드워드 쇼터, 바다출판사, 2014.

4. 『정신병을 만드는 사람들』, 앨런 프랜시스, 사이언스북스, 2014.

5. 『우울증 약이 우울증을 키운다』, 켈리 브로건, 쌤앤파커스, 2020.

6. 『동기와 성격』, 에이브러햄 매슬로, 21세기북스, 2009.

7. 『상한론—고문자적 번역과 해석』, 김경일, 노영범, 바다출판사, 2015.

8. 『임상상한론—상한론의 정신질환 및 난치성 질환 적용과 실제』, 김경일, 노영범, 바다출판사, 2020.

9. 『신경정신의학』, 대한신경정신의학회, 중앙문화사, 2011.

10. 『아들러의 사회적 관심과 상담』, 김필진, 학지사, 2007.

11. 「한국인의 죽음관 형성에 대해—전통에서 현대까지」, 최준식, 대한내과학회지, 2009.

12. 「서사의학적 진단 : 사례분석을 통한 傷寒論 辯病診斷體系의 서사의학적 가치의 탐색」, 김진아, 이성준, 대한상한금궤의학회지, 2014년.

13. 「칠병변병진단 : 傷寒論 六經과 條文에 근거한 診斷體系 및 臨床運用」, 이성준, 임재은, 2013년.

14. 「대물림 되는 핵심감정」, 김경민, 동서심리상담연구소.